ADHS im Erwachsenenalter

Autonome Provinz Bozen
Provincia autonoma di Bolzano
Provinzia autonoma de Bulsan
SÜDTIROL · ALTO ADIGE

Die Drucklegung dieses Buches wurde ermöglicht durch
die Südtiroler Landesregierung / Abteilung Deutsche Kultur.

Univ.-Prof. Dr. **ANDREAS CONCA**
PD Dr. **GIANCARLO GIUPPONI**

ADHS
IM ERWACHSENENALTER

Symptome, Diagnose und Behandlungsmöglichkeiten für einen besseren Umgang

ATHESIA VERLAG

ÜBER DIESES BUCH

ADHS ist eine Erkrankung, die das Leben der Betroffenen tiefgreifend beeinträchtigt. Trotz zahlreicher Forschungsarbeiten und eines wachsenden öffentlichen Interesses ist ADHS nach wie vor umstritten und ist sowohl mit diagnostischen als auch mit therapeutischen Herausforderungen verbunden. Dieses Buch bietet einen umfassenden Überblick über ADHS mit dem Schwerpunkt auf betroffene Erwachsene Es behandelt dabei verschiedenste Aspekte: Sie reichen von der Ursache und Entstehung sowie den Erscheinungsformen und den Auswirkungen auf das Innenleben über die Folgen für Alltag und Beruf bis hin zu den Bewältigungsstrategien und potenziellen Vorteilen dieser Erkrankung.

Wir stellen die komplexe Natur von ADHS dar und beschreiben, wie stark die Symptome von Person zu Person variieren und wie sie sich auf verschiedene Lebensbereiche auswirken, einschließlich des familiären, sozialen und beruflichen Umfelds. Weiterhin unterstreichen wir die entscheidende Rolle eines sorgfältigen und personalisierten diagnostischen Ansatzes, der das gesamte Spektrum der ADHS-Manifestationen und ihre Entwicklung im Laufe der Zeit sowie das Vorhandensein von körperlichen wie psychischen Begleiterkrankungen berücksichtigt.

Dabei werden auch die verschiedenen Behandlungsmöglichkeiten erörtert, wie die medikamentösen, psychotherapeutischen und die psychosozialen Interventionen. Besonders wertvoll dabei ist der integrierte, personalisierte und präzisierte Behandlungsplan. Dieser multidisziplinäre Ansatz zielt nicht nur darauf ab, die offensichtlichsten Symptome von ADHS zu behandeln, sondern möchte auch die allgemeine Lebensqualität verbessern. Dabei sollen gezielt die Fertigkeiten und die Fähigkeiten zur Anpassung und des Selbstmanagements gestärkt werden.

Wichtig ist auch die Reflexion über die sozialen Auswirkungen von ADHS, mit einem Aufruf zur Überwindung der Stigmatisierung und zur Förderung von mehr Verständnis und Akzeptanz für Menschen mit ADHS. Neurodiversität ist als grundlegender Aspekt des menschlichen Daseins zu würdigen, und es wird dazu aufgerufen, die Einzigartigkeit auch von Menschen mit ADHS anzuerkennen und zu schätzen.

Schlussendlich werden auch die verborgenen Potenziale und positiven Eigenschaften, die mit ADHS auftreten könnten, wie z. B. Kreativität, Energie und eine bemerkenswerte Problemlösungsfähigkeit, erwähnt. Erkannt und gefördert, verwandeln sie sich in echte Stärken. Diese positive Herangehensweise soll die Herausforderungen, die ADHS mit sich bringt, absolut nicht verharmlosen, sondern, wenn die Voraussetzungen gegeben sind, vielmehr eine ausgewogenere und umfassendere Sichtweise bieten.

Dieses Buch unterstreicht also die Notwendigkeit eines ganzheitlichen und integrativen Ansatzes, der sich nicht nur mit den Symptomen, sondern auch mit den umfassenderen Auswirkungen der Störung auf das Leben des Einzelnen und seiner Umgebung befasst. Die Förderung des Bewusstseins, des Wissens und der Unterstützung in allen Ebenen der Gesellschaft ist von entscheidender Bedeutung, um sicherzustellen, dass Menschen mit ADHS ein erfülltes und inklusives Leben führen können.

In diesem Buch geben wir gut verständliche und detaillierte Antworten auf die häufigsten Fragen unserer Patienten und ihrer Familien – deshalb könnte man sagen, dass diese in gewisser Weise selbst daran mitgeschrieben haben. Gemeinsam mit unseren Co-Autoren begleiten wir Betroffene auf dieser Reise, indem wir die Zweifel, Unsicherheiten und Ängste, die viele von ihnen begleiten, hier zusammenfassen. Wir geben hier also die Inhalte der vielen im Laufe der Zeit von uns geführten Gespräche und die Anliegen, die uns begegnet sind, wieder und ergänzen sie durch die Kenntnisse unserer täglichen medizinischen Praxis.

EINLEITUNG

Andreas Conca, Giancarlo Giupponi

ADHS ist ein Leiden, das einen großen Teil unserer Arbeit und die vieler Gesundheitsfachleute einnimmt. Seine Beschreibung begann bereits vor langer Zeit (ohne dass es eine konkrete Bezeichnung dafür gegeben hätte) und das anfängliche Verständnis dieser Störung vermischt sich inzwischen mit dem Fortschritt der Medizin, den Erzählungen von Schriftstellern und den Erfahrungen von Patienten.

Eine der ersten Personen, die von diesem Leiden erzählte, war Melchior Adam Weikard, ein deutscher Arzt, der in der zweiten Hälfte des 18. Jahrhunderts in Schweinfurt lebte. Weikard beschrieb erstmalig einige ADHS-ähnliche Symptome und legte damit den Grundstein für ein zukünftiges Verständnis. Die berichteten Symptome waren Ablenkung, Impulsivität und emotionale Instabilität. Etwas später erweiterte der schottische Arzt Sir Alexander Crichton dieses Wissen. Crichton unternahm eine lange Reise durch Europa und besuchte Studienzentren in Frankreich und Deutschland. Es ist nicht klar, ob er auf dieser Reise auch Weikard getroffen hatte. Auf jeden Fall trug er mit seiner detaillierten Analyse der „Unfähigkeit zur Aufmerksamkeit" in seinem Buch „An Inquiry into the Nature and Origin of Mental Derangement" zur Erweiterung des Verständnisses von ADHS bei.

Ein interessanter Moment in der Geschichte des ADHS ist die Arbeit von Heinrich Hoffmann, dem Schöpfer von „Struwwelpeter". Hoffmann war Psychiater und soll diese Figur für seinen Sohn geschaffen haben. Das Buch „Struwwelpeter", das ursprünglich 1845 in Deutschland veröffentlicht wurde, ist eine Sammlung von Kindergeschichten mit eindringlichem moralischem und didaktischem Inhalt. Die Arbeit von Heinrich Hoffmann wurde in viele Sprachen übersetzt, einschließlich Italienisch, und stieß auf ein breites kulturelles Interesse. So hatten diese Geschichten einen erheblichen Einfluss auf die pädagogische Wahrnehmung von ADHS und beeinflussten die Bildungs- und Erziehungspraktiken der Zeit, gleichwohl sie nicht auf wissenschaftlichen Beweisen basierten. Hoffmanns Darstellung von Kindern mit impulsivem und unaufmerksamem Verhalten – wie dem Zappelphilipp und dem Hans Guckindieluft – führte zu einem besseren Verständnis und damit zu einer angemesseneren Reaktion auf diese Kinder, zumindest in einigen Fällen. In weniger aufgeklärten Epochen haben diese Geschichten allerdings auch bestimmte Stereotype verstärkt und könnten somit zu strengeren Bildungspraktiken für Kinder mit ADHS-ähnlichen Verhaltensweisen beigetragen haben.

Hoffmanns Geschichten spiegeln jedoch vor allem die Werte und Bildungspraktiken seiner Zeit wider, die sich sehr von den modernen pädagogischen Standards unterscheiden. Heute wird seine Pädagogik größtenteils als veraltet angesehen und steht nicht im Einklang mit zeitgemäßen Bildungstheorien, die empathischere und unterstützende Ansätze betonen.

In diesem Buch beschränken wir uns aber nicht nur auf die Erforschung der Schwierigkeiten von ADHS. Wir werden uns auch in Erfolgsgeschichten, innovative Erfahrungen und kreative Lösungen vertiefen, die Menschen mit ADHS gefunden haben, um ihren Alltag zu meistern. Dies stellt einen wertvollen Schatz an Wissen, Hoffnung, Stärke und Verständnis dar. Die zahlreichen Annas, Paolos und Giorgios hinter den Geschichten tauchen in den Fragen und

Antworten auf, die wir ausgewählt haben. So entstand eine Sammlung von Musterbeispielen, die für viele andere Lebensgeschichten stehen, die in den Antworten in den verschiedenen Kapiteln zusammengefasst worden sind. Da die einzelnen Kapitel sich jeweils verschiedenen Fragestellungen widmen und von unterschiedlichen Autoren und Mitarbeitenden verfasst worden sind, sind sie jeweils als selbstständige und nicht aufeinander bezogene Einheiten zu begreifen. Wiederholungen sind demnach möglich und dienen der Vollständigkeit der einzelnen Kapitel.

ADHS steht für „Aufmerksamkeitsdefizit-Hyperaktivitätsstörung" (bzw. „Aufmerksamkeitsdefizit-Hyperaktivitätssyndrom") und ist eine der wohl am meisten umstrittenen, aber auch wissenschaftlich erforschten Entwicklungsstörungen in der modernen Psychiatrie. Diese Störung ist durch die Kernsymptome Unaufmerksamkeit, Hyperaktivität und Impulsivität gekennzeichnet. Sie zeigt sich bereits in der Kindheit und wirkt sich auch im Erwachsenenalter noch aus, indem sie das Verhalten, das Lernen und die sozialen Interaktionen der Betroffenen in verschiedenen Schweregraden beeinträchtigt. Trotz der weiten Verbreitung und des wachsenden öffentlichen Bewusstseins haben die allgemeine Bevölkerung wie auch Fachkräfte häufig falsche Vorstellungen von ADHS. Sehr oft werden ADHS-Betroffene stigmatisiert und begegnen einer weit verbreiteten Unkenntnis sowie Unverständnis bezüglich ihrer oft komplexen Dynamik.

Die folgende Einführung in die Welt der Menschen mit ADHS zielt darauf ab, die Störung aus verschiedenen Blickwinkeln zu betrachten und nicht nur die damit verbundenen Herausforderungen, sondern auch die möglichen verborgenen Potenziale und teilweise einzigartigen Talente hervorzuheben, die viele Menschen mit ADHS besitzen. Durch eine eingehende und breite Beschreibung der Symptome, der zugrunde liegenden mehrschichtigen Ursachen und der langfristigen Auswirkungen von ADHS auf das Leben der Betroffenen werden wir versuchen, die vielen Aspekte dieser Krankheit aufzudecken, die oft missverstanden oder schlichtweg übersehen werden.

Wir werden auch einen Blick auf die derzeit bei der Behandlung von ADHS eingesetzten therapeutischen Strategien werfen und untersuchen, wie die Integration von pharmakologischen, psychotherapeutischen und lebensstilmodifizierenden Ansätzen den Betroffenen und ihren Familien Erleichterung und Unterstützung bieten kann. Von immenser Bedeutung sind außerdem die soziale Akzeptanz sowie das Empowerment von Menschen mit ADHS – beides kann wesentlich zu einem besseren Verständnis und Wohlbefinden beitragen und durch eine aktivere Einbeziehung zu einer gelungeneren Lebensgestaltung führen.

Schließlich werden wir uns mit den Konzepten der Neurodiversität und dem Wert individueller Unterschiede beschäftigen. Und auch wenn bestimmte Einschränkungen durch ADHS unbestritten sind, so werden wir immer wieder betonen, dass die Störung oft auch als Quelle für Kreativität, Energie und für einzigartige Perspektiven betrachtet werden kann.

Diese Einführung soll also eine ausgewogene und offene Sicht auf ADHS bieten und Interessierte, Betroffene sowie Fachleute, aber auch die Gesellschaft insgesamt dazu einladen, die Vielfalt menschlicher Erfahrungen zu reflektieren und zu schätzen. Bereiten Sie sich darauf vor, angeregt zu werden und vor allem sich tief mit den

Geschichten zu verbinden, die ADHS zu einem einzigartigen und zutiefst menschlichen Teil unserer Gesellschaft machen. Wer ADHS hat, lebt es einfach, meistens ohne es zu wissen. ADHS zu haben, muss nicht unbedingt eine Last sein. Es kann zwar ein Unbehagen oder eine Störung darstellen, aber auch eine Fülle. Dies ist abhängig von der erlebten Welt, den gemachten Erfahrungen, den bewältigten Herausforderungen. ADHS zu haben, bedeutet sicherlich ein anderes Empfinden, aber vielleicht auch eine Gelegenheit, sich selbst zu erkennen und eine ganz eigene Reise zu unternehmen.

Also – machen wir uns auf den Weg!

WAS HEISST ADHS?

Vincenzo Florio, Niccolò Ghiotto

Liebe Leserin, lieber Leser,

Sie halten dieses Buch in den Händen und haben wahrscheinlich vor, es zu lesen. Das bedeutet, dass Sie sich angemessenen Raum schaffen und die nötige Zeit finden, aber vor allem „Aufmerksamkeit schenken" müssen. Sie dürfen sich nicht von allem ablenken lassen, was Ihren Geist daran hindern könnte, sich auf das zu konzentrieren, was Sie lesen. Und um eben diese Aufmerksamkeit geht es in diesem Buch! Genauer gesagt handelt es von einer Störung, über die bis vor einigen Jahren wenig oder gar nicht gesprochen wurde – ADHS.

ADHS steht für „Aufmerksamkeitsdefizit-Hyperaktivitätsstörung" und ist eine entwicklungsneurologische Störung, die vor dem 12. Lebensjahr auftritt. Vorschulkinder mit ADHS können Kommunikationsprobleme und vielleicht soziale Interaktionsprobleme haben. Wenn Kinder das Schulalter erreichen, erscheinen sie häufig abgelenkt. Viele von ihnen zappeln und bewegen sich ständig, sind ungestüm und antworten, wenn sie nicht an der Reihe sind. Während der späten Kindheit können diese Kinder ständig mit den Beinen wackeln, mit den Händen fuchteln, impulsiv sprechen, Dinge leicht vergessen und unorganisiert sein. 20–60 % der Kinder mit ADHS haben Lernstörungen, die Lesen, Mathematik oder schriftliche Sprache betreffen, und die meisten haben schulische Probleme wie schlechte Leistung aufgrund von Desorganisiertheit oder Nichterledigung der Hausaufgaben (exekutive Fähigkeiten). Die Schularbeiten sind unordentlich, mit oberflächlichen Fehlern und einem Mangel an reflektiertem Denken. ADHS-Kinder sind oft geistesabwesend und hören nicht zu. Es kann zu häufigem Wechsel zwischen unvollendeten Aktivitäten kommen. Etwa 60 % der betroffenen kleinen Kinder haben Probleme wie Wutausbrüche, während die meisten älteren Kinder eine geringe Frustrationstoleranz zeigen. In der Adoleszenz können betroffene Jugendliche Probleme mit dem Selbstwertgefühl, Depressionen, Ängste oder eine Abneigung gegen Autoritäten haben.

Es gibt keine spezifische Ursache, jedoch sind oft genetische (vererbte) Faktoren vorhanden (siehe dazu auch S. 55, „Gibt es immer eine Ursache?“). Die Forschung deutet darauf hin, dass ADHS wahrscheinlich durch Veränderungen in Neurotransmittern wie Dopamin, dem „Motor des Vergnügens“, verursacht wird. Zudem kann ADHS mit traumatischen Ereignissen in der Kindheit verbunden sein, wie Gewalt, Missbrauch, Vernachlässigung.

Die Diagnose von ADHS basiert auf der Anzahl, Häufigkeit und Schwere der Anzeichen. Kinder müssen sechs oder mehr Anzeichen von Unaufmerksamkeit oder Hyperaktivität und Impulsivität aufweisen bzw. sechs aus jeder Gruppe, um ADHS des kombinierten Typs (siehe S. 29) zu diagnostizieren. Die Anzeichen müssen in mindestens zwei getrennten Umgebungen vorhanden sein (normalerweise zu Hause und in der Schule), sodass die Reaktion der betroffenen Person auf spezifische Probleme in einer Situation nicht mit ADHS verwechselt wird.

Wenn ADHS im Erwachsenenalter fortbesteht, kann das Leben der betroffenen Person in verschiedenen Bereichen stark beeinträchtigt sein. Chronische Unaufmerksamkeit kann zu Problemen und Missverständnissen im sozialen, beruflichen und persönlichen Bereich führen. Termine vergessen, sich ständig ablenken lassen, Hausschlüssel liegen lassen, Rechnungen nicht bezahlen – das alles sind Verhaltensweisen, die sehr behindernd sein können und Konflikte mit umgebenden Personen verursachen. In gravierenden Fällen verhindert die Unaufmerksamkeit die Planung der eigenen Zukunft, und man neigt dazu, die erforderlichen Aktivitäten ständig aufzuschieben.

Aber zurück zur Aufmerksamkeit. Zuerst ist es wichtig zu definieren, was Aufmerksamkeit ist und wodurch unsere Fähigkeit zur Aufmerksamkeit beeinträchtigt werden kann. Wieso ist es überhaupt wichtig, aufmerksam zu sein und sich auf etwas konzentrieren zu können? Das lässt sich – wie so vieles – aus der Evolution erklären: Wie hätten unsere Vorfahren erfolgreich den vielzitierten Säbelzahntiger bekämpfen können, wenn sie vom Duft einer Blume abgelenkt worden wären? Und während viele Überbleibsel aus der frühen Menschheitsgeschichte heute zwar noch vorhanden sind, aber keine Funktion mehr erfüllen (oder wissen Sie, wozu genau der Blinddarm oder das Steißbein heute dienen könnten?), ist die Aufmerksamkeit auch heute noch ganz entscheidend. Wenn auch anders als früher, als für den Höhlenmenschen selbst die kleinste Unaufmerksamkeit Gefahr und Tod bedeuten konnte. Heutzutage müssen wir selten um unser unmittelbares Überleben in einer feindlichen Umgebung kämpfen, die Herausforderung ist dafür eine andere: Im heutigen Alltag sind wir ständig von unzähligen Reizen umgeben, von denen nur wenige wirklich wichtig sind. Um mit dieser Situation umzugehen, muss unser Gehirn eine fast automatische Auswahl der Reize vornehmen, indem es einer Rangordnung nach Interesse und Notwendigkeit folgt. Das Gehirn bringt daher unsere Aufmerksamkeit dazu, sich auf *eine*

Information zu konzentrieren, die wir gegenüber dem Rest, welcher im Hintergrund bleibt, in den Vordergrund stellen. Dieser kognitive Prozess findet nicht nur hin und wieder statt, sondern wie ein Schrittmacher, ständig, in jedem Moment unseres Lebens. Er läuft so lange automatisch ab, bis etwas ins Stocken gerät. Es ist ein komplexer neuropsychologischer Mechanismus, der von persönlichen Faktoren (z.B. dem emotionalen Zustand), Umweltfaktoren (z.B. einer hohen Anzahl von Ablenkungen) oder Eigenschaften des Reizes selbst, dem Aufmerksamkeit geschenkt werden soll (z.B. das Verstehen eines komplexen Sachverhalts), beeinflusst ist.

Aufmerksamkeit ist nicht gleich Aufmerksamkeit. Es gibt dabei folgende Unterscheidungen:

- **Daueraufmerksamkeit / gehaltene Aufmerksamkeit:** Dabei wird die Reaktion auf einen Reiz über die Dauer der Zeit aufrechterhalten.
- **Selektive Aufmerksamkeit:** Sie bezeichnet die Fähigkeit, auf einen bestimmten Reiz zu reagieren, während viele andere Elemente vorhanden sind, die störend sein könnten.
- **Alternierende Aufmerksamkeit:** Der Fokus wechselt zwischen zwei oder mehreren Reizen.
- **Geteilte Aufmerksamkeit:** Dabei wird auf mehrere Reize gleichzeitig reagiert.

Bei ADHS sind nicht all diese Arten von Aufmerksamkeit beteiligt – die am meisten betroffene ist die gehaltene Aufmerksamkeit. Wir werden darauf noch genauer eingehen.

Wer oder, besser gesagt, was kontrolliert nun aber überhaupt die Aufmerksamkeit? Hier kann auf die sogenannten exekutiven Funktionen verwiesen werden. Dabei handelt es sich um eine Reihe komplexer kognitiver Prozesse, die es uns ermöglichen zu planen, zu organisieren, unser Verhalten zu kontrollieren und an das anzupassen, was der Kontext von uns verlangt.

Die Kontrollzentrale für diese Prozesse befindet sich in einem Teil unseres Gehirns, der sich in der Evolution zuletzt entwickelt hat und daher wahrscheinlich dazu beiträgt, unsere Spezies geschickter zu machen als die Hominiden, die uns vorausgingen. Sie befindet sich hinter der Stirn und umfasst Teile des Frontallappens und des Cingulums. Es wurde festgestellt, dass bei Personen mit ADHS in diesen Bereichen des Gehirns ein Dopaminmangel herrscht. Der Botenstoff Dopamin reguliert u. a. die Motivation und die Suche nach Belohnung – zwei Funktionen, die wiederum notwendigerweise eine Beteiligung der Aufmerksamkeit erfordern. Genau dieselbe Substanz wird übrigens von Kokain in massiven Dosen in unserem Gehirn freigesetzt, was zu einer paradoxen Reaktion führt: Konsumieren Personen mit ADHS Kokain, werden sie nicht unruhig, sondern sie fühlen sich ruhiger.

Manchmal, wie Sie sich vorstellen können, ist es gut, dass unser Gehirn in der Lage ist, die Aufmerksamkeit von allem abzuwenden, was wir in einem bestimmten Moment überhaupt nicht benötigen. Auf etwas zu reagieren (oder etwas zu machen, zu handeln), bedeutet auch, auf etwas anderes *nicht* zu reagieren (oder etwas anderes nicht zu machen). Diese Fähigkeit, eine Handlung oder Antwort zurückzuhalten, eben nicht zu reagieren, wird als inhibitorische Kontrolle bezeichnet. Diese ist ebenfalls Teil der oben angesprochenen exekutiven Funktionen.

In diesem Zusammenhang kommt auch ein weiterer wichtiger Aspekt bei ADHS ins Spiel, die Impulsivität. Impulsivität definieren wir als die Unfähigkeit, Impulse, die am ehesten mit Energieschüben vergleichbar sind, zu kontrollieren. Die Fähigkeit der kognitiven Hemmung, die darin besteht, unerwünschte oder in einem bestimmten Moment als unwichtig erachtete Gedanken zu umgehen oder zu unterdrücken, geht dabei verloren. Dies führt zu Hyperaktivität, die oft noch durch einen Zustand der Unruhe begünstigt wird. Denn durch die Einschränkung oder sogar den Verlust der Gedanken- und Verhaltenshemmung, welche komplexe psychomotorische Mechanismen hervorrufen, geraten nicht nur unsere Handlungen, sondern auch die Zustände unseres Körpers außer Kontrolle.

Bereits in der Einleitung haben wir uns kurz mit der Geschichte dieses Syndroms beschäftigt. Die Aufmerksamkeit und ihre Defizite wurden wahrscheinlich zuerst in Schottland Ende des 18. Jahrhunderts von Dr. Crichton definiert und analysiert. Auf eine merkwürdige Weise berühmt wurde ADHS aber wohl erst gegen Ende des 19. Jahrhunderts, und zwar in Europa genauso wie in der neuen Welt. Der Protagonist dieser Geschichte war der deutsche Kinder- und Jugendpsychiater Heinrich Hoffmann, der als Weihnachtsgeschenk für seinen vierjährigen Sohn im Jahr 1844 ein Buch mit Kinderreimen schrieb, den „Struwwelpeter“. Der Zweck war ein erzieherischer: Die verschiedenen Reime und die dazugehörigen, vom Autor selbst gezeichneten Illustrationen hatten das Ziel, das ungehorsame, vernachlässigte, gewalttätige oder hyperaktive Verhalten der in dem Werk beschriebenen Kinder zu brandmarken. Auch wenn das Buch nach heutigen Maßstäben sehr drastisch und zu makaber erscheint – es berührte damals die gesamte Familie so sehr, dass sie den Professor drängte, es zu veröffentlichen. Es war sofort ein Erfolg, wurde in mehreren Auflagen gedruckt und in verschiedene Sprachen übersetzt. Im Jahr 1985 erschien es in Italien, später in den USA. Sogar der amerikanische Schriftsteller Mark Twain übersetzte das Buch, um es in Erinnerung an den alten Psychiater seinem Sohn zu schenken. In Deutschland konnten nur die Gebrüder Grimm in Sachen Ruhm mit ihm mithalten.

In den Reimen wurden verschiedene Risiken beschrieben, denen das jeweilige Kind durch sein Verhalten ausgesetzt war. Eines fällt in den Fluss, ein anderes wird verlassen, ein weiteres verbrennt gar. Das erste Gedicht mit dem Titel „Der Struwwelpeter" beschreibt einen Protagonisten, der sich die Nägel nicht schneiden und die Haare nicht kämmen will, was dazu führt, dass alle sich über ihn lustig machen.

Der Struwwelpeter von Heinrich Hoffmann

Sieh einmal, hier steht er,
pfui, der Struwwelpeter!
An den Händen beiden
ließ er sich nicht schneiden
seine Nägel fast ein Jahr;
kämmen ließ er nicht sein Haar.
Pfui, ruft da ein jeder:
Garstger Struwwelpeter!

Bis heute ist das „Zappelphilipp-Syndrom" der umgangssprachliche Name für ein Kind mit ADHS, abgeleitet von Hoffmanns

„Zappel-Philipp", der nicht stillsitzen kann und nicht auf die Ermahnungen der Eltern hört. Seit der Mitte des 19. Jahrhunderts wurde das Syndrom mehrfach untersucht und überarbeitet. Der Name, den wir heute kennen, wurde 1980 als „Aufmerksamkeitsdefizit" eingeführt und sieben Jahre später in das aktuelle „Aufmerksamkeitsdefizit-Hyperaktivitätssyndrom" umbenannt. Zusätzlich werden auch heute noch, besonders in Deutschland, verschiedene Varianten von ADHS mit Namen bezeichnet, die aus den Titeln der ursprünglichen Gedichte stammen, wie eben der Zappelphilipp, die Traumsuse oder der Hans Guckindieluft.

Wodurch zeichnet sich ADHS aus?

Die Abkürzung ADHD – aus dem Englischen „Attention Deficit Hyperactivity Disorder" – wird auf Deutsch als **Aufmerksamkeitsdefizit- und/oder Hyperaktivitätsstörung (ADHS)** übersetzt.

Zunächst einmal sollte klargestellt werden, dass ADHS niemals erst im Erwachsenenalter auftritt, sondern eine Bedingung ist, die uns von den ersten Lebensjahren an begleitet. Es handelt sich dabei um eine entwicklungsneurologische Störung, also eine Störung, die uns von Geburt an beim Wachsen begleitet und in der Regel bis ins Erwachsenenalter andauert. Die ADHS-Symptome müssen dabei vor dem zwölften Lebensjahr auftreten, mindestens sechs Monate andauern und Probleme in mindestens zwei Lebensbereichen verursachen, z.B. zu Hause, in der Schule, bei sportlichen Aktivitäten, bei der Arbeit. Es ist also nicht wie die Grippe, die man in jedem Alter bekommen kann, es ist etwas, das uns schon als Kinder definiert.

Die grundlegende Definition von ADHS beschreibt eine **kurze oder unzureichende Aufmerksamkeitsspanne und/oder unangemessene Lebhaftigkeit (Hyperaktivität) und Impulsivität.** Wie aber definieren wir genau Unaufmerksamkeit und Impulsivität?

Folgende Symptome beschreiben eine **unaufmerksame** Person, also eine Person mit einer unzureichenden Aufmerksamkeitsspanne:

- Macht oft Fehler durch Unaufmerksamkeit bei Details oder in Schularbeiten, bei der Arbeit oder bei anderen Aktivitäten. Menschen mit ADHS erinnern sich oft daran, dass sie in der Schulzeit häufig von Lehrern ermahnt wurden, weil sie unruhig oder störend waren, weil sie die Aufgaben nicht abschließen konnten und sich anderen Dingen zuwandten.
- Hat oft Schwierigkeiten, die Aufmerksamkeit bei Aufgaben oder Spielaktivitäten aufrechtzuerhalten.
- Scheint oft nicht zuzuhören, wenn direkt zu ihm/ihr gesprochen wird.
- Folgt oft Anweisungen nicht und beendet Schulaufgaben, Aufgaben oder Pflichten am Arbeitsplatz nicht.
- Hat oft Schwierigkeiten, sich bei Aufgaben und verschiedenen Aktivitäten zu organisieren.
- Vermeidet oft, zeigt Abneigung oder ist zögerlich, sich bei Aufgaben zu engagieren, die anhaltende geistige Anstrengung erfordern (z.B. Schulaufgaben).
- Verliert oft die für Aufgaben oder andere Aktivitäten benötigten Gegenstände (z.B. Spielzeug, Stifte, Bücher).
- Ist oft leicht durch äußere Reize ablenkbar.
- Ist oft vergesslich bei täglichen Aktivitäten.

Diese Symptome beschreiben eine Person als **impulsiv/hyperaktiv:**

- Zappelt oft mit Händen und Füßen oder wackelt auf dem Stuhl.
- Verlässt oft den Platz in Situationen, in denen Sitzenbleiben erwartet wird.
- Rennt oft herum oder klettert in Situationen, in denen dies unangemessen ist. Bei Jugendlichen und Erwachsenen kann dies auf ein Gefühl der Unruhe beschränkt sein.
- Ist oft unfähig, ruhig zu spielen oder sich leise mit Freizeitaktivitäten zu beschäftigen.
- Ist oft „unter Strom", handelt, als wäre er/sie „von einem Motor angetrieben".
- Spricht oft zu viel.
- Gibt oft eine Antwort, bevor eine Frage vollständig gestellt wurde.
- Hat oft Schwierigkeiten zu warten, bis er/sie an der Reihe ist.
- Unterbricht oder stört andere oft oder drängt sich auf.

Aufmerksamkeit und Impulsivität sind physiologische Funktionen unseres Verstandes. Jeder von uns kennt Personen mit mehr oder weniger Selbstkontrolle, Menschen, die mehr oder weniger streitlustig sind. Genauso haben wir Menschen in unserem Umfeld, die in der Lage sind, stundenlang am selben Ort zu sitzen und zu lernen, und andere, die das einfach nicht können. Wie aber definiert man eine unaufmerksame oder impulsive Person im pathologischen, also krankhaften Sinne? Wo verlaufen die Grenzen? Und vor allem, wer hat sie definiert?

Im psychiatrischen Bereich bezieht man sich dabei auf zwei offizielle Handbücher: auf das DSM, das Diagnostische und Statistische Manual Psychischer Störungen, sowie die ICD, die Internationale Klassifikation der Krankheiten (die Abkürzung kommt vom Englischen „International Statistical Classification of Diseases and Related Health Problems"). Beide entspringen einer sorgfältigen und umfangreichen Arbeit von Experten, die regelmäßig zusammenkommen, um zu diskutieren und gegebenenfalls das bereits Geschriebene zu überarbeiten. In diesen Manualen ist genau definiert, welche und wie viele diagnostischen Kriterien erfüllt sein müssen, damit eine bestimmte Störung wie ADHS festgestellt werden kann.

ADHS wird also durch das Vorhandensein einer **kurzen oder unzureichenden Aufmerksamkeitsspanne und/oder unangemessenen Hyperaktivität und Impulsivität** definiert. Wahrscheinlich denken jetzt gleich viele: „Dann habe ich das auch!" Aber so verbreitet die Störung auch sein mag – es wird angenommen, dass 1–3 von 20 Personen betroffen sind –, so einfach ist es nicht. Die Diagnose von ADHS basiert vielmehr auf der Anzahl, Häufigkeit und Schwere der Anzeichen. Schauen wir uns die Diagnose bei Kindern an, so müssen diese sechs oder mehr Anzeichen von Unaufmerksamkeit oder Hyperaktivität und Impulsivität aufweisen bzw. sechs aus jeder Gruppe, damit ADHS des kombinierten Typs diagnostiziert werden kann (mehr zu den drei Typen von ADHS im nächsten Kapitel). Die Anzeichen müssen in mindestens zwei getrennten Umgebungen vorhanden sein (normalerweise zu Hause und in der Schule), sodass die Reaktion des Kindes auf spezifische Probleme in einer Situation nicht mit ADHS verwechselt wird. Das Vorhandensein von Anzeichen nur zu Hause oder nur in der Schule und nirgendwo sonst wird nicht als ADHS definiert, da diese Anzeichen aus der spezifischen Situation resultieren könnten. Die Anzeichen müssen außerdem ausgeprägter sein als für das Entwicklungsstadium des Kindes erwartet und müssen seit mindestens sechs Monaten vorhanden sein. Schließlich müssen andere medizinische Diagnosen ausgeschlossen werden, die die Störung rechtfertigen könnten. Oft ist die Diagnose schwierig, da sie von der subjektiven Bewertung des Beobachters abhängt. Darüber hinaus können hauptsächlich unaufmerksame Kinder unbemerkt bleiben, bis die schulische Leistung beeinträchtigt wird.

In diesem Buch geht es zwar um Erwachsene mit ADHS, aber wie bereits weiter vorne erläutert, zeigt sich diese Störung immer schon im Kindesalter bzw. in den ersten Schuljahren (wenn auch nicht immer als solche erkannt). Dabei zeigen einige Kinder vor allem Schwierigkeiten bei der anhaltenden Aufmerksamkeit, Konzentration und der Fähigkeit, Aufgaben zu Ende zu bringen. Andere Kinder sind hyperaktiv und impulsiv, wieder andere zeigen beide Zustände. Es handelt sich um eine entwicklungsneurologische Störung, die uns beim Wachsen begleitet und umso evidenter wird, je mehr die Umwelt uns herausfordert. Natürlich ist die Schule das Königreich der Unaufmerksamkeit. Später, nach Abschluss der Schullaufbahn, verschwindet ADHS aber nicht, es bleibt ein Teil der betroffenen Person. Manchmal bleibt es beherrschbar und manchmal verändert es sein Erscheinungsbild. Zum Beispiel könnte ein Kind, das in der Schule als „kombinierter Typus“ (also unaufmerksam *und* impulsiv/hyperaktiv, siehe auch nächstes Kapitel) diagnostiziert wurde, als Erwachsener einen „unaufmerksamen Typus“ haben und so weiter.

Die drei Formen von ADHS

Während die **kurze oder unzureichende Aufmerksamkeitsspanne** immer vorhanden ist, zeigen **sich die unangemessene Lebhaftigkeit (Hyperaktivität) und die Impulsivität** unterschiedlich. Das bedeutet, um die Dinge zu komplizieren, dass beide oder nur einer der beiden Schlüsselaspekte vorhanden sein können.

Es gibt also drei Formen von ADHS:

- unaufmerksam: Das vorherrschende Symptom ist Unaufmerksamkeit;
- hyperaktiv/impulsiv: Auf der Basis der Unaufmerksamkeit dominiert die Hyperaktivität;
- eine Kombination der beiden Untertypen: Hier koexistieren beide symptomatischen Bereiche, wobei trotzdem die eine Form gegenüber der anderen vorherrschen kann.

Um diese drei Formen möglichst verständlich zu beschreiben, möchten wir ein anschauliches Bild bemühen. Stellen Sie sich drei verschiedene Fotografen vor: Der erste kann nicht gut fokussieren (unaufmerksam), der zweite kann die Kamera nicht stillhalten (hyperaktiv) und dem dritten gelingt weder das eine noch das andere (Kombityp). Mit folgenden Merkmalen lassen sich die drei Fotografen beschreiben:

- der **Unaufmerksame**: der Träumer, der sich etwas vorstellt und dann nicht fotografiert, weil er abgelenkt war und sich das Motiv inzwischen bewegt hat;
- der **Hyperaktive**: die klassische ruhelose Seele, wie der Kriegsfotograf Robert Capa, der mitten im Zweiten

Weltkrieg Bilder von der Landung der Alliierten in der Normandie machte – verwackelt, unscharf, getrieben;
- der **Kombityp**: ein bisschen von beidem ist (die häufigste Form!).

Der ruhelose Geist und Körper (Zappelphilipp)

Die Geschichte vom Zappel-Philipp von Heinrich Hoffmann

Ob der Philipp heute still
wohl bei Tische sitzen will?
Also sprach in ernstem Ton
der Papa zu seinem Sohn,
und die Mutter blickte stumm
auf dem ganzen Tisch herum.
Doch der Philipp hörte nicht,
was zu ihm der Vater spricht.
Er gaukelt
und schaukelt,
er trappelt
und zappelt
auf dem Stuhle hin und her.
„Philipp, das missfällt mir sehr!“

Seht, ihr lieben Kinder, seht,
wie's dem Philipp weiter geht!
Oben steht es auf dem Bild.
Seht, er schaukelt gar zu wild,
bis der Stuhl nach hinten fällt.
Da ist nichts mehr, was ihn hält.

Nach dem Tischtuch greift er, schreit.
Doch was hilft's? Zu gleicher Zeit
fallen Teller, Flasch und Brot.
Vater ist in großer Not,
und die Mutter blicket stumm
auf dem ganzen Tisch herum.

Nun ist Philipp ganz versteckt,
und der Tisch ist abgedeckt.
Was der Vater essen wollt,
unten auf der Erde rollt.
Suppe, Brot und alle Bissen,
alles ist herabgerissen.
Suppenschüssel ist entzwei,
und die Eltern steh'n dabei.
Beide sind gar zornig sehr,
haben nichts zu essen mehr.

Erinnern Sie sich an den Schulkameraden, der den Lehrer unterbrach, bevor er den Satz beendet hatte oder bevor er die Frage gestellt hatte? Den Jungen, der nicht in der Schlange stehen konnte, der dich aufhielt, während du mit anderen Personen sprachst? Für einen unruhigen Jungen ist jeder interessante Reiz eine enorme Versuchung, dem er nur schwer widerstehen kann. Wenn wir auf die drei vorgestellten Fotografen zurückkommen wollen, handelt es sich dabei um den Robert Capa mit seiner Landung in der Normandie, bei dem das hyperaktive Bild dominiert. Sind wir betroffen, können wir nicht stillsitzen, es ist, als ob ein kleiner Motor uns antreibt, uns zu bewegen.

Wir sind unruhig, langweilen uns, haben schnell genug von allem und schaffen es kaum, etwas zu Ende zu bringen, wir finden keinen richtigen Platz oder Frieden. Daher erschöpfen wir uns in körperlicher Betätigung, das Risiko, zu maßlos das Handy zu benutzen oder gar zu Alkohol oder Drogen zu greifen, erhöht sich. Gleichzeitig ist allerdings auch ein Übermaß an Konzentration möglich, wenn das Interesse sehr intensiv ist: Es kann seltsame, fast paradoxe Momente geben, in denen wir nicht bemerken, dass das Wasser im Topf kocht, dass der Zug vorbeirauscht, nichts kann uns von dem ablenken, was uns gerade brennend interessiert. Das nennt man Hyperfokus, eine Geheimwaffe, die es ermöglicht, sich sehr intensiv auf etwas zu konzentrieren, das in dem Moment als extrem relevant angesehen wird.

Außerdem fällt es uns oft schwer, unsere Emotionen zu kontrollieren und zu regulieren. Wenn wir wütend werden oder intensive Emotionen empfinden, sagen wir uns selbst: Kontrolliere dich! Dieser Prozess ist sehr ähnlich dem, der es uns ermöglicht, uns zu konzentrieren und unser Verhalten zu modulieren. Daher spricht man auch bei ADHS nicht selten von emotionaler Dysregulation, einer Abfolge von Angst und emotionaler Unbeständigkeit, die je nach Kontext wechselt. Ein besonderes Merkmal der „ADHS-Angst" hat mit der Planung zu tun: Wenn wir Schwierigkeiten haben, Gedanken zu ordnen, wie könnten wir jemals in der Lage sein, komplexe Aufgaben zu planen? Hier steigt die Angst, und Aufgaben werden auf bessere Zeiten verschoben, bis man, wie oft und mit Vorliebe, alles in letzter Minute, in Eile und manchmal sogar verspätet erledigen muss.

Der „ruhelose Geist", der Zappelphilipp, der Hyperaktive ist also eine Person, die sowohl körperlich als auch geistig unruhig ist, manchmal emotionale Turbulenzen erlebt, oft auch mit Schlafproblemen zu tun hat. Sehr häufig ist bei Betroffenen auch das sogenannte Verschieben der Phasen zu beobachten, d. h., man geht sehr spät in der Nacht ins Bett und würde dafür erst gegen Mittag aufwachen. Leider erlauben dies die Schul- und Arbeitszeiten nicht und Schlafmangel hilft sicherlich nicht, sich leistungsfähig und ausgeruht zu fühlen. Die negativen Auswirkungen auf die schulische bzw. berufliche Leistung sind in diesem Fall fast unvermeidlich.

Leider wird Hyperaktivität oft als Ungehorsam interpretiert, in der Schule häufen sich Verweise und Ermahnungen. Mit dem beginnenden Erwachsenenalter – und oft mit dem Auftreten einer Komorbidität des Substanzgebrauchs (vor allem Alkohol und Marihuana) – kann es bis zu Konflikten mit der Polizei und dem Gesetz kommen. Oft werden diesen Jungen oder Männern dann Verhaltensstörungen oder andere Arten von Störungen (wie antisoziale Züge) zugeschrieben, dabei entsteht dies nur, weil sie hyperaktiv sind. Somit wird ihnen leider eine der wichtigsten Möglichkeiten – nämlich rechtzeitig diagnostiziert zu werden – verwehrt. Eine frühe Diagnose und Behandlung dagegen ermöglichen es dem Kind und dem Jugendlichen, die wichtigsten Entwicklungsstufen vollständig zu meistern.

Häufig ist auch eine familiäre Belastung mit Lernproblemen (Dyslexie, Dyskalkulie, Dysgraphie). Probleme der Neuroentwicklung kommen oft nicht allein, Merkmale der einen können mit anderen Störungen koexistieren. Man spricht dann von einem erweiterten Phänotyp. Oftmals treten dabei Allergien, Autoimmunprobleme, dermatologische Probleme sowie Diversität des Geschlechts und der sexuellen Orientierung auf. Gehäuft kommen bei ADHS-Personen wahrscheinlich zudem Stimmungs-, Verhaltens- und Schlafstörungen sowie Substanzmissbrauch vor. Sehr oft gibt es tatsächlich einen selbstheilenden Gebrauch von Substanzen mit einer größeren Tendenz zur Abhängigkeitsentwicklung auch sogenannter nicht-stoffgebundener Abhängigkeiten wie Internet- oder Kaufsucht. ADHS erhöht außerdem das Risiko eines Schulabbruchs.

Zudem ist festzustellen, dass sich ADHS bei Männern und Frauen häufig unterschiedlich zeigt. Der Versuch zu verstehen, welcher Unterschied zwischen Männern und Frauen besteht, wird als Gendermedizin bezeichnet. Es zeigen sich wesentliche Unterschiede sowohl in der Art und Weise, wie die Krankheit sich manifestiert (Symptome und Zeichen), als auch in der pharmakologischen Antwort selbst. Im Falle von ADHS ist die hyperaktive/impulsive Komponente bei Männern deutlich ausgeprägter. Es handelt sich daher meist um die offensichtlicheren Patienten, weil sie stören und in der Schule sowie in vielen anderen Lebensbereichen auf Schwierigkeiten stoßen und somit leichter erkannt werden. Bei Frauen ist die Angelegenheit jedoch komplexer, subtiler. Einerseits zeigen Mädchen eine weitaus größere Anpassungsfähigkeit und haben eine stärkere Neigung, „sich gut zu benehmen" (ob angeboren oder anerzogen, sei dahingestellt). Sie können sich häufig besser integrieren und zeigen eine höhere Selbstkontrolle. Was jedoch schwerer zu kontrollieren ist als hyperaktives Verhalten, ist die Unaufmerksamkeit, die Unfähigkeit, sich zu konzentrieren – das ADHS-Merkmal, das beim weiblichen Geschlecht vorherrschend ist. Die Gedanken fließen, ohne dass sie gestoppt werden können. Die Mädchen und Frauen sitzen zwar ruhig auf den Stühlen, sind aber mit dem Kopf woanders – kurz gesagt: Träumerinnen.

Bin ich ein Träumer (Hans Guckindieluft)?

Die Geschichte von Hanns Guck-in-die-Luft
von Heinrich Hoffmann

Wenn der Hanns zur Schule ging,
stets sein Blick am Himmel hing.
Nach den Dächern, Wolken, Schwalben
schaut er aufwärts allenthalben.
Vor die eignen Füße dicht,
ja, da sah der Bursche nicht,
also daß ein jeder ruft:
„Seht den Hanns Guck-in-die-Luft!“

Kam ein Hund daher gerannt;
Hännslein blickte unverwandt
in die Luft.
Niemand ruft:
„Hanns, gib acht, der Hund ist nah!“
Was geschah?
Bauz, perdauz! – Da liegen zwei,
Hund und Hännschen nebenbei.

Einst ging er an Ufers Rand
mit der Mappe in der Hand.
Nach dem blauen Himmel hoch
sah er, wo die Schwalbe flog,
also daß er kerzengrad
immer mehr zum Flusse trat.
Und die Fischlein in der Reih
sind erstaunt sehr, alle drei.

Noch ein Schritt, und plumps, der Hanns
stürzt hinab kopfüber ganz! –
Die drei Fischlein, sehr erschreckt,
haben sich sogleich versteckt.

Doch zum Glück da kommen zwei
Männer aus der Näh herbei,
und die haben ihn mit Stangen
aus dem Wasser aufgefangen.

Seht, nun steht der triefend naß!
Ei, das ist ein schlechter Spaß!
Wasser läuft dem armen Wicht
aus den Haaren ins Gesicht,
aus den Kleidern, von den Armen,
und es friert ihn zum Erbarmen.

Doch die Fischlein alle drei,
schwimmen hurtig gleich herbei;
streckens Köpflein aus der Flut,
lachen, daß man's hören tut,
lachen fort noch lange Zeit.
Und die Mappe schwimmt schon weit.

„Ihre Tochter ist intelligent, aber sie wendet es nicht an, sie schaut immer aus dem Fenster." – „Sehen Sie, Doktor, wie viele Dinge sie begonnen und nie beendet hat." – „Wenn ich mit ihm spreche, scheint er immer woanders zu sein, in einer anderen Welt."

Wenn wir zuvor Robert Capa bei der Landung in der Normandie erwähnt haben, bei dem Hyperaktivität und Impulsivität dominieren, sprechen wir hier von einem anderen Fotografen-Typus: Er ist darauf aus, das Foto der schönsten Blume zu machen und verbringt sein Leben damit, sie zu suchen, ohne sie jemals zu finden. Es dominiert also das unaufmerksame Merkmal, das leider, wie auch die Hyperaktivität, auf vielfältige Weise missverstanden werden kann. Zunächst erscheint das Verhalten distanziert, die Person immer jenseits der Realität, immer in Gedanken versunken. Unaufmerksamkeit ist – daran erinnern wir uns – die Unfähigkeit, einem spezifischen Reiz über einen längeren Zeitraum Aufmerksamkeit zu schenken. Ständig an etwas anderes zu denken, kann uns also den Kontakt mit der Realität verlieren lassen, mit dem, was uns umgibt. So können wir den Eindruck erwecken, in einem träumerischen Zustand zu sein, wie der Künstler mit glasigen Augen, verloren in seinen zukünftigen Projekten. Unsere Gedanken folgen dem idyllischen Strom des Vergnügens und dessen, was wir gerne sein würden. So hat ein ADHS-Junge die Augen meist überall, auf der Suche nach Flecken an den Wänden oder Wolken am Himmel, aber nicht auf der Tafel.

Ein Träumer ist jemand, der ständig nach Zielen sucht, die oft vielseitig und manchmal sogar ambitioniert sind. Nicht selten wechselt man häufig den Arbeitsplatz (Job-Hopping) oder sogar die Länder, in denen man lebt (Country-Hopping), auf der Suche nach einem Glück, das so lange anhält, bis der Traum stirbt oder man sich erneut langweilt. Obwohl der unaufmerksame Teil vorherrscht, erfordert die Umsetzung dieser Entscheidungen dennoch einen gewissen Grad an Impulsivität – und dies weist auf den am häufigsten vorkommenden kombinierten Phänotyp hin, also den dritten Fotografen-Typus. Bei diesen Menschen kann es bei Studienwegen, Freizeitaktivitäten oder Sport häufig zu einem vorzeitigen Abbruch kommen. Die Aktivität wird unterbrochen, wenn Langeweile eintritt. Nicht selten bringt ADHS eine Gabe der Kreativität und Fantasie mit sich, die gleichzeitig aber leider auch einen gewissen Grad an Einschränkung bedeutet. Wenn uns alles langweilt, müssen wir nach Neuem suchen und alle Geschmäcker ausprobieren, die uns angeboten werden. Sowohl im Handeln als auch im Denken. Impulsivität kann hier helfen, weil sie uns ermöglicht, schnell Entscheidungen zu treffen. Indem wir dem Strom des momentanen Interesses folgen, können wir die Richtung mehrmals ändern, immer geleitet von einem Projekt, das uns anregt, auch wenn es nur für kurze Zeit anhält, aber dennoch einige unserer Tage lenkt.

Aber ab wann wird Fantasieren pathologisch? Immer dann, wenn die Rückkehr zum Alltag schwierig wird und man sich, kaum dass man mit beiden Füßen auf dem Boden der Realität steht, schon wieder in der Träumerei verliert. Nicht selten wird ein unruhiger Junge, der ständig an etwas anderes denkt, als Träumer, als ambitioniert angesehen, und alles wird auf seine charakterliche Natur zurückgeführt. Ein großer Träumer allerdings stellt sich etwas vor und dann realisiert er es auch. In unserem Fall aber wird weiterfantasiert, vielleicht etwas geplant, um es dann jedoch aufzugeben und zu etwas anderem überzugehen.

Ähnlich, mit vielen Gemeinsamkeiten, aber doch anders ist derjenige, der nicht träumt, sondern sich einfach in den Wolken verliert – die Traumsuse.

Mit dem Kopf in den Wolken (Traumsuse)

Die Traumsuse gilt allgemein als die „weibliche" Variante des Hans Guckindieluft: „Sie scheint auf einem anderen Planeten zu sein, zu dem sie ständig flieht ... Es fällt ihr schwer, zurück auf die Erde zu kommen."

Eine besondere Störung hingegen ist das sogenannte „Sluggish Cognitive Tempo". Sie ist eine eigenständige Störung, tritt aber bei ca. 50 % der Menschen mit ADHS auf. Der Begriff ist heute umstritten, da er unelegant bzw. negativ konnotiert ist, daher wurde er durch den akzeptableren Begriff „Cognitive Tempo" (CT) ersetzt: die „Krankheit derjenigen, die immer mit dem Kopf in den Wolken sind". Dabei ist alles im Kopf verschachtelt, ein bisschen verlangsamt. Sind wir betroffen, fällt es uns schwer, mit dem, was uns umgibt, Schritt zu halten, weil wir von unseren umherschweifenden Gedanken „aufgesogen" werden. Eine Art unbewusste Meditation, ein Zustand, der uns dazu bringt, unseren Gedanken nachzujagen, wenn etwas anderes von uns verlangt wird. Wir sprechen nicht von faulen Menschen, die in Fantasien versunken, schüchtern oder mit echten Beziehungsproblemen sind. Wir sprechen von Menschen, die tagträumen, oft mit einem vernebelten Geist (Gehirnnebel). Nicht selten fühlen sich die Betroffenen ungeschickt und bemerken ein Gefühl kognitiver Langsamkeit und geringer motorischer Aktivität. Die Unterscheidung zum zuvor beschriebenen Träumer ist nicht immer klar abzugrenzen. Bereits am Ende des 20. Jahrhunderts wurde versucht, Lethargie, Gleichgültigkeit und Langsamkeit in die Diagnose dessen einzufügen, was damals als ADD (Aufmerksamkeitsdefizitstörung) bezeichnet wurde und heute als ADHS bekannt ist.

Was ist der Unterschied von Cognitive Tempo zu ADHS mit überwiegender Unaufmerksamkeit? Das ist bislang noch nicht vollständig verstanden und es laufen viele Forschungen, um diese Frage zu klären. Es gibt jedoch sicher gemeinsame Merkmale beider Varianten, wie die Verlangsamung und das Gefühl der Ungeschicklichkeit im Körper und im Denken. Auch die Erinnerungs-Wiederherstellung ist schwierig, neue Informationen werden langsam verarbeitet, die Wachsamkeit sinkt noch mehr in langweiligen Situationen. Es ist eine Störung im wahrsten Sinne des Wortes, da sie negativ auf die Lebensqualität der betroffenen Person einwirkt, mit unvermeidlichen Auswirkungen auf das Selbstwertgefühl (wie es bei fast allen ADHS-Fällen geschieht, insbesondere in seiner unaufmerksamen Variante). Niedriges Selbstwertgefühl führt im Laufe der Zeit auch zu Angst und Depression, während die psychosozialen Fähigkeiten (das Zusammensein mit Freunden, mit Menschen) noch mehr abnehmen. Dadurch entsteht ein sich selbst verstärkender Teufelskreis. Zudem ist die Kommunikation mit diesen Personen oft mühsam, gerade wegen ihrer Art sich auszudrücken: elaboriert, aber gleichzeitig leer, voll von unkonkreten Redewendungen oder mit wenigen aussagekräftigen Konzepten.

Einige Autoren haben versucht, die Merkmale des Cognitive Tempo aufzulisten, darunter:

- Langsamkeit bei der Ausführung von Handlungen;
- das Gefühl, einen benebelten Kopf zu haben;
- oft ins Leere starren;
- sich tagsüber schläfrig zu fühlen;
- den Gedankenfaden verlieren;
- leicht ermüden;

- oft vergessen, Dinge zu tun;
- sich verwirrt fühlen;
- wenig Motivation haben;
- sich fremdartig fühlen;
- das Gefühl haben, dass das Denken verlangsamt sei;
- tagträumen;
- Schwierigkeiten haben, seine Gedanken zu sammeln;
- Gefühle der Selbstabwertung.

Sind Erwachsene betroffen?

Es wird geschätzt, dass weltweit 5 % der schulpflichtigen Bevölkerung von ADHS betroffen sind, wobei schwere Fälle bis zu 2 % ausmachen. Es wird außerdem angenommen, dass bis zu 80 % der in der Entwicklungsphase diagnostizierten Fälle die charakteristische Symptomatik auch im Erwachsenenalter weiterhin zeigen. Viele Manifestationen der Aufmerksamkeitsdefizit-Hyperaktivitätsstörung werden vor dem 4. Lebensjahr und in jedem Fall vor dem 12. Lebensjahr festgestellt, können aber bis zum mittleren Schulalter keinen signifikanten Einfluss auf die schulische Leistung und soziale Beziehungen haben. Manchmal wird der Verdacht sogar erst im Erwachsenenalter geäußert. Alles hängt von der Schwere der Störung ab und davon, wie sie in der Bevölkerung, vonseiten der Eltern und dem pädagogischen sowie medizinischen Fachpersonal erkannt wird. Häufig kommt es vor, dass das Leiden wegen eines milden Verlaufes lange unbemerkt bleibt. Erst wenn anspruchsvollere Anforderungen (z.B. im Studium) bestimmte Dysfunktionalitäten hervorheben (z.B. massive Schwierigkeiten, sich auf Prüfungen vorzubereiten) oder besonders stressige Lebensereignisse ihre Vulnerabilität aufzeigen, fällt die Störung auf.

Manchmal können die Symptome durch die Fähigkeiten der Betroffenen kompensiert werden, vor allem, wenn eine hohe intellektuelle Funktionsfähigkeit vorliegt und man noch in der Lage ist, schulische Prüfungen zu bestehen – bis man vielleicht auf Lehrer trifft, die mehr Einsatz fordern. Wenn allerdings nur nach schulischer und beruflicher Leistung bewertet wird, wie es früher üblich war, besteht die Gefahr, einen großen Teil der Störung zu übersehen.

Mit der Zeit können Menschen mit ADHS außerdem lernen, den impulsiven Verhaltensaspekt zu kontrollieren, während ein Großteil der kognitiven und emotionalen Merkmale bestehen bleibt. Im Erwachsenenalter nimmt also die Hyperaktivität allmählich ab, während die ADHS-Arten mit vorherrschender Unaufmerksamkeit oder der kombinierte Typus überwiegen.

Die Diagnose von ADHS bei Erwachsenen kann daher schwieriger sein. Die Symptome können denjenigen einer anderen psychischen Störung ähneln, z.B. Angst- und Stimmungsstörungen, Substanzgebrauch. Häufige Stimmungsschwankungen, die auf einer emotionalen Dysregulation basieren, sind nicht selten. Dies kann zu Beziehungs-, Arbeits- und existenziellen Schwierigkeiten führen und wiederum verschiedenartige Misserfolge hervorrufen. Oft spüren ADHS-Betroffene auch eine ängstliche Komponente hinsichtlich des „Wie?“ und des „Wann?“, sowohl was die Alltagspflichten angeht als auch die Aufgaben, die in der Arbeit und im sozialen Kontext gefordert werden.

Grundsätzlich gilt: Je früher die Diagnose gestellt wird, desto besser kann geholfen werden, um eine fortschreitende Beeinträchtigung sozialer Beziehungen zu vermeiden.

HABE ICH ADHS? WENN JA, WARUM?

Agnese Raponi

„Frau Doktor, habe ich ADHS?“ ist vielleicht die häufigste Frage, die ich in meiner klinischen Praxis höre. Viele Erwachsene, die über anhaltende Beschwerden klagen oder die Unwirksamkeit verschiedener pharmakologischer oder psychologischer Behandlungen erfahren haben, hören irgendwann von ADHS und erkennen sich vielleicht in den Symptomen und Beschreibungen wieder. Ich treffe häufig Menschen, die eine komplexe Lebensgeschichte haben, vielleicht mit anderen, sogar schweren Störungen. Sie erzählen mir oft, dass sie ein Unbehagen empfinden, das sie nicht klar definieren können. Dass sie sich schon immer anders gefühlt haben und dass sie schon seit Langem Schwierigkeiten bei Tätigkeiten haben, die andere mit Leichtigkeit auszuführen scheinen. Mit anderen Worten: Wenn man mit ADHS aufwächst, ohne es zu wissen, entwickelt man eine umfassende Selbstwahrnehmung von „Schwierigkeiten-Haben“, die sich in drei Punkten zusammenfassen lässt:

- die Vorstellung, faul zu sein, weil man nicht in der Lage ist, Aktivitäten des täglichen Lebens zu beginnen oder zu vollenden;
- die Vorstellung, ungeschickt zu sein, weil man eine Reihe von Misserfolgen erlebt, die sich negativ auf das Selbstwertgefühl auswirken;

- das Gefühl einer ständigen Kluft zwischen dem persönlichen Potenzial und den tatsächlich erzielten Ergebnissen.

Das so beschriebene Bild mag nicht rosig klingen, aber es gibt eine gute Nachricht. Wenn Menschen mich fragen: „Frau Doktor, habe ich ADHS?“, beginnen sie eine Reise der Erkenntnis und der Neubewertung ihrer persönlichen Geschichte, die in diesem neuen Licht auch neu gelesen werden kann. Mit anderen Worten: Sie beschreiten einen diagnostischen Pfad.

Bei einem Verdacht auf ADHS sollte man sich also an spezialisierte Fachleute wenden, mit denen man einen psychologischen Bewertungsprozess einleiten kann. Der Prozess der Diagnose von ADHS im Erwachsenenalter umfasst eine Reihe von Schritten, in denen das Vorhandensein bestimmter Merkmale durch klinische Interviews und psychologische Tests rückblickend bewertet wird. Es handelt sich um eine wichtige Phase, die von erfahrenen Spezialisten mit Sorgfalt durchgeführt werden muss. Bei der Besprechung der Diagnose eröffnet sich meist ein neues Netz von Bedeutungen und Zusammenhängen, auf deren Basis man beginnt, bislang „problematisches Verhalten und Erleben“ neu zu betrachten.

Darüber hinaus untersucht ein genauer Beurteilungsprozess die persönlichen Probleme aus einem besonderen Blickwinkel. Dabei berücksichtigt er die spezifischen und individuellen Merkmale, welche über die gleichermaßen spezifische individuelle Lebensspanne hinweg unterschiedlich ausgeprägt sein können, indem er das Funktionsniveau in ihrer Gesamtheit einbezieht. Somit erhält die betroffene Person in diesem Beurteilungsprozess zum einen eine

Erklärung dafür, warum sie schon immer bestimmte Schwierigkeiten hatte, zeigt aber darüber hinaus auch auf, wo die Ressourcen und „Superkräfte" ihrer ADHS liegen, derer sie sich vielleicht bislang nicht voll bewusst gewesen ist.

ADHS ist eine neurologische Entwicklungsstörung, die zusammen mit dem Autismus-Spektrum, der Hochbegabung, aber auch der intellektuellen Schwäche in die breitere Kategorie der Neurodiversitäten fällt. Neurodivers zu sein bedeutet, Merkmale zu haben, die von denen der „normalen" Bevölkerung abweichen, womit die statistische Norm gemeint ist, also das, was in einer bestimmten Population am häufigsten beobachtet wird. Mit anderen Worten, es bedeutet, eine Reihe von Eigenheiten und Merkmalen zu besitzen, die statistisch gesehen selten sind. Von einer Störung sprechen wir in diesem Zusammenhang, wenn diese Merkmale zu Symptomen werden, die als Ausdruck eines Leidenszustands verstanden werden – weil sie es der betroffenen Person nicht ermöglichen, gut zu leben und die gewünschten Lebensziele zu erreichen, wenn also kein psychisches Wohlbefinden vorliegt.

So lässt sich ADHS kurz beschreiben: als eine Reihe von Merkmalen, die von Kindheit an vorhanden sind und im Laufe des Lebens sehr unterschiedliche Entwicklungsverläufe nehmen können, je nach Wechselwirkung zwischen Umwelt und persönlichen Ressourcen, zwischen schützenden und destabilisierenden Faktoren, und die sogar schwere klinische Leiden verursachen können. Und um die Frage abschließend zu beantworten: Ja, es gibt einen Grund für ADHS, auch wenn die ursächlichen Faktoren vielfältig sind und in ständiger Wechselwirkung zueinanderstehen. Wir werden sie in den folgenden Abschnitten im Detail betrachten.

Ist ADHS vererbbar?

Nach dem Diagnostic and Statistic Manual of Mental Disorders (DSM-5) treten neurologische Entwicklungsstörungen (zu denen auch ADHS gehört) in der Regel in den frühen Wachstumsphasen auf, meist bevor ein Kind in die Grundschule kommt. Studien zeigen, dass die Störungen, die unter diese Klassifizierung fallen, teilweise dieselbe Ätiologie (also Ursache) haben, obwohl sie sich im Laufe der verschiedenen Entwicklungsstadien immer mehr voneinander unterscheiden. Das spricht für eine Beteiligung unserer Genetik, also von einer übertragbaren Erbstruktur. Damit ist die Frage „Ist ADHS vererbbar?“ teilweise beantwortet. Die genetische Komponente bei der Entwicklung von ADHS allein ist jedoch nicht ausschlaggebend für deren Beginn. Unsere Gene stehen nämlich in ständiger Wechselwirkung mit ihrer Umwelt und ändern ihre Ausprägung sogar erheblich, je nachdem, welche Umweltreize im Laufe des Lebens auf sie einwirken. Kurz gesagt, ADHS hat viele Ursachen, und eine davon ist genetisch bedingt.

Was ist überhaupt eine vererbbare Störung? Das bedeutet: Hat ein naher Verwandter von mir eine bestimmte Krankheit oder Störung, ist die Wahrscheinlichkeit erhöht, dass ich ebenfalls daran leide. Sicher sein kann ich mir dessen aber nicht. Denn was vererbt wird, ist nicht die Krankheit selbst, sondern die Veranlagung, sie zu entwickeln. Diese Veranlagung ist unauslöschlich im Genom verankert, d. h. in der einzigartigen Kombination von Stickstoffbasen, aus denen die DNA eines Menschen besteht. Die Gene selbst, die von Vater und Mutter vererbt werden, bleiben das ganze Leben lang unverändert. Was sich durch die Wechselwirkungen mit der Umwelt verändert, ist die Expression, d. h. die tatsächliche Übersetzung des genetischen

Codes in Proteine, in diesem Fall der Gene, die mit den ADHS-Symptomen in Verbindung stehen. Studien haben gezeigt, dass ADHS in hohem Maße familiär und vererbbar ist, aber es ist noch nicht möglich, mit Sicherheit zu sagen, welche spezifischen genetischen Faktoren beteiligt sind. Wir wissen, dass das Risiko, an ADHS zu erkranken, bei 50 % liegt, wenn es sich um Verwandte ersten Grades handelt, die an ADHS leiden. Habe ich einen Zwilling mit ADHS, gibt es eine Wahrscheinlichkeit von bis zu 80 %, ebenfalls davon betroffen zu sein.

Der Leser wird sich an dieser Stelle vielleicht fragen: Wenn ich ADHS habe, sollte ich dann davon ausgehen, dass auch meine Kinder diese Störung entwickeln werden? Die kurze Antwort lautet: Ja. Unter Bezugnahme auf die oben genannten Schätzungen muss man jedoch Folgendes feststellen: Wenn man einen Verwandten mit ADHS hat, ist die Wahrscheinlichkeit, die Störung zu entwickeln, höher als bei denjenigen, die keinen Verwandten mit ADHS haben. Gleichzeitig sind aber die Übertragungsraten (wir sagten 50 %) etwa dieselben wie für eine mögliche Nicht-Übertragung. Wenn man außerdem bedenkt, dass alle neurologischen Entwicklungsstörungen gemeinsame genetische Risikofaktoren aufweisen, kann man von einer erhöhten Wahrscheinlichkeit sprechen, generell an einer neurologischen Entwicklungsstörung zu leiden. Mit anderen Worten: Wenn ich ADHS habe, wird ein naher Verwandter von mir eine erhöhte Wahrscheinlichkeit haben, ADHS oder eine spezifische Lernstörung (Dyslexie, Dyskalkulie oder Dysorthografie) zu entwickeln.

Es ist wichtig klarzustellen, dass es zwar mehrere, aber keine spezifischen einzelnen Gene gibt, die auf das Vorhandensein von ADHS hinweisen. Die Durchführung einer speziellen genetischen Untersuchung ist daher nicht nötig.

Welchen Einfluss hat die Umwelt?

Das Verhalten eines jeden Menschen entwickelt sich in einer ständigen Wechselwirkung zwischen Natur (Anlage) und Erziehung (Umwelt). Bei ADHS haben Umweltfaktoren zwei mögliche Auswirkungen: auf die Entstehung und auf die Art und Weise, wie sich die Symptome im Laufe des Lebens manifestieren können.

Zum ersten Punkt: Der Einfluss der Umwelt auf die Entstehung von ADHS spielt im Hinblick auf die Epigenetik eine entscheidende Rolle. Studien haben eine Reihe von umweltbedingten Risikofaktoren in der prä- und postnatalen Phase für die Entwicklung, den Schweregrad und das Fortbestehen von ADHS identifiziert. Dazu gehört u. a., ob der Fötus im Mutterleib neurotoxischen Substanzen wie Alkohol, Zigarettenrauch, Pestiziden oder Schwermetallen wie Zink oder Blei ausgesetzt war. Und nicht nur das: Im vorangegangenen Abschnitt haben wir gesehen, dass die Gene in ständiger Wechselwirkung mit der Umwelt stehen, die auch in der Lage ist, die Ausprägung der Symptome zu verändern. Einige Umweltrisikofaktoren für ADHS haben also teilweise epigenetische Ursachen und sind somit Ausdruck der genetischen Veranlagung selbst. Mit anderen Worten: Eine ADHS-Mutter, die während der Schwangerschaft raucht, setzt den Fötus einem Risikofaktor für ADHS aus und „vererbt“ gleichzeitig die genetische Veranlagung für die Entwicklung einer Nikotinsucht. Der ständige Kontakt mit einem oder mehreren dieser Risikofaktoren aus der Umwelt wirkt sich in der Entwicklungsphase des Fötus und in den ersten Lebensjahren stärker aus, wenn die Blut-Hirn-Schranke noch nicht gut entwickelt ist und das zentrale Nervensystem nicht vollständig schützen kann.

Zweiter Punkt: Darüber hinaus spielt auch das erzieherische Umfeld eine wichtige Rolle bei der Entstehung der Störung, da es dem Kind die grundlegenden Mittel zum Erlernen der Selbstregulierung sowie der Erfahrung der Selbstwirksamkeit an die Hand gibt – Merkmale, die bei ADHS stark beeinträchtigt sein können. Ein Elternteil, das sofort auf das Weinen des Kindes reagiert, ist ein Spiegel für das Kind, das lernt, die aufkommende Emotion in diesem Moment zu regulieren und sich dadurch zu beruhigen. Im Gegensatz dazu wird das Erlernen der Selbstregulierung durch hochgradig belastende Faktoren wie früher Liebesentzug, Vernachlässigung oder einen zwanghaften Erziehungsstil außer Kraft gesetzt. Das Kind erhält dann nicht die notwendigen Werkzeuge, um seine eigenen Bedürfnisse und Emotionen zu erkennen. Es lernt nicht, sie zu modellieren, es wird vielmehr von ihnen „überwältigt“. Tatsächlich berichten Menschen mit ADHS, dass sie ihre Impulse nicht kontrollieren und mit ihren Emotionen nicht umgehen können. Darüber hinaus lassen sich auch andere zentrale Symptome von ADHS unter dem Blickwinkel der Nichtregulation beobachten: So ist das Aufmerksamkeitsdefizit nicht auf eine fehlende Aufmerksamkeit zurückzuführen, sondern eher auf eine dysregulierte, die sich in den Übergängen von Phasen der Hyperfokussierung zu solchen der maximalen Ablenkbarkeit zeigt.

Wie bereits erwähnt, spielt auch das Umfeld eine Rolle für die Intensität der Symptome während der gesamten Lebensspanne. Wir haben bereits festgestellt, dass ADHS nicht unbedingt immer nur als eine Störung, sondern vielmehr als eine Reihe von charakteristischen Merkmalen betrachtet werden muss. Das bedeutet, dass dieselben Merkmale möglicherweise als solche bestehen bleiben können, ohne sich zu einem Symptom zu entwickeln, wenn das Umfeld schützend ist. Nehmen wir ein Beispiel: Ein Kind, das in der Schule oft abgelenkt ist, sich aber durch Zeichnen besser konzentrieren kann, wird in der Lage sein, eine angemessene Menge an Informationen zu lernen und die entsprechenden Lernziele zu erreichen, wenn es von den Lehrern nicht gescholten und zu Hause bei der Erledigung seiner Hausaufgaben unterstützt wird. Das Kind kann im Laufe seines Heranwachsens, wenn es das Glück hat, Zugang zu einem Studiengang oder einem Arbeitsplatz erhalten, der seine kreativen Ressourcen anregt und seine unterschiedlichen Arten der Informationsverarbeitung respektiert, genauso gut funktionieren wie seine Altersgenossen. Im Gegensatz dazu wird ein Kind, das in der Klasse gehänselt wird, weil es unruhig oder abgelenkt ist, das von seiner Familie schlecht unterstützt wird und das vielleicht einen Studiengang wählt, der nicht seinen Talenten entspricht, eher leiden, was seine Lebensqualität mindert.

Es gibt also einige schützende Umweltfaktoren, die das neurodiverse Funktionieren der betroffenen Person kompensieren oder weitgehend erleichtern können. Dazu gehören z.B. die Unterstützung durch Eltern und Lehrer, die Möglichkeit zur körperlichen Betätigung, das Vorhandensein eines guten Freundschaftsnetzes und allgemein ein Familienklima, das Vielfalt nicht verurteilt. Andere Umweltfaktoren hingegen wirken destabilisierend und können zu einer stärkeren Ausprägung der Symptome beitragen, z.B. ein wenig unterstützendes Familienklima, frühe Autonomieforderungen der Umwelt, drängende schulische sowie berufliche Anforderungen. Diese Aspekte können zu einer „Entfaltung“ der krankhaften Merkmale oder zu einer Verschlimmerung der Symptome führen.

Ein Beispiel: Meine Patientin S. ist eine junge Erwachsene, Studentin an der Akademie der schönen Künste. Sie war eine gute Schülerin, die schon früh von ihrer Mutter gefördert wurde, und spielte bis zu einer Knieverletzung, die sie für einige Monate außer Gefecht setzte, erfolgreich Volleyball. Als sie zu mir kommt, erzählt sie von einem wachsenden Unbehagen im Zusammenhang mit der Bettlägerigkeits-Phase, die sie als einen Zustand innerer Anspannung, Unruhe und erhöhter Ablenkbarkeit beschreibt. Wenn ich mit ihr über ihre Erfahrungen spreche, ist es nicht schwer zu verstehen, dass der Leistungssport und die Möglichkeit, sich in ihrem Studium kreativ auszudrücken, bisher Elemente waren, die sie vor einigen zugrunde liegenden Schwierigkeiten schützten. Als S. sich gezwungen sah, auf die Aktivitäten zu verzichten, denen sie sich normalerweise widmete, war sie auf Eigenschaften gestoßen, die für sie seit dieser wesentlichen Veränderung in ihrem Leben störend geworden sind und schließlich zu echten Symptomen wurden.

Habe ich diese Störung schon immer gehabt?

Ja, denn ADHS ist eine neurologische Entwicklungsstörung, d. h., sie manifestiert sich mehr oder weniger in den frühesten Lebensjahren. Nach der neuesten Ausgabe des Diagnostischen und Statistischen Manuals Psychischer Störungen (DSM-5) muss das Auftreten der Symptome bis zum Alter von zwölf Jahren nachgewiesen werden, um eine Diagnose stellen zu können. Gleichzeitig ist sich die wissenschaftliche Literatur darüber einig, dass die Symptome bereits in den frühen Entwicklungsphasen auftreten und das persönliche und familiäre Funktionieren und Wohlbefinden oft negativ beeinflussen.

Das offensichtlichste Symptom in den ersten Lebensjahren ist die Hyperaktivität und oft wird es auch als das einzige angesehen. Diese Hyperaktivität kann zwar auch schnell wieder abnehmen, verschlimmert sich aber häufig in den Schulphasen wieder, wenn die Umgebung mehr Stillsitzen verlangt. Das Gleiche gilt für das Symptom der Unaufmerksamkeit, das in der Regel bei der Einschulung deutlicher wird. Impulsivität kann sich von Anfang an manifestieren, obwohl die kognitive Fähigkeit, die Reaktion auf Reize aufzuschieben und physiologisch zu zügeln, ab dem fünften bis sechsten Lebensjahr strukturiert wird, was wiederum mit dem Eintritt in die Grundschule zusammenfällt.

Man kann also sagen, dass Betroffene die Merkmale und Symptome von ADHS schon immer gehabt haben. Die Entwicklungsverläufe sind jedoch sehr breit gefächert und können sich so weit verändern, dass im Erwachsenenalter völlig andere Muster und Ausprägungen erreicht werden als in der Kindheit. Dies liegt zum einen daran, dass sich die Anforderungen der Umwelt im Laufe des Wachstums ändern, und zum anderen daran, dass ADHS häufig den Nährboden für die Entwicklung anderer psychopathologischer Störungen bildet, deren gleichzeitiges Auftreten den Verlauf massiv beeinflusst.

Junge Erwachsene befinden sich in einer Entwicklungsphase mit Verpflichtungen, bei denen es im Allgemeinen darum geht, die Aufmerksamkeit für verschiedene Aufgaben aufrechtzuerhalten, autonom zu sein und sich selbst zu regulieren. Der Verlust der äußeren Begrenzung, die in der Kindheit und vor der Pubertät durch Familie und Schule ausgeübt wurde, kann zu einer Zunahme der Schwierigkeiten führen. Insbesondere die Impulsivität in der Adoleszenzphase setzt die Person verschiedenen Risikoverhaltensweisen aus, und die

Dysregulation der eigenen Emotionen, die in der postpubertären Phase die Regel ist, kann sich bis zur Entwicklung von Syndromen der Impulskontrolle oder emotionalen Zuständen verschlimmern. Die motorische Hyperaktivität hingegen neigt dazu, allmählich abzunehmen.

Darüber hinaus haben wir festgestellt, dass ADHS häufig mit anderen psychischen Störungen, insbesondere mit Angstzuständen, affektiven Störungen und Suchterkrankungen einhergeht. Das Vorliegen einer anderen Störung, die in der Regel später einsetzt als ADHS, wirkt sich natürlich auf die Ausprägung und den Schweregrad der ADHS-Symptome aus und verschlechtert die Lebensqualität.

Schließlich ist noch ein weiterer Aspekt zu berücksichtigen: Die Entwicklungsverläufe sind heterogen und häufig nicht linear. In Studien wurden vier mögliche Verläufe identifiziert:

- ein „klassisches“ Auftreten der Symptome in der Kindheit, das bis zum Erwachsenenalter anhält;
- ein „unterschwelliges“ Auftreten in der Kindheit, das sich im Erwachsenenalter manifestiert;
- eine milde Ausprägung in der Kindheit, die in Bezug auf Schweregrad und Beschwerden nicht besorgniserregend ist und erst nach einem kritischen Lebensereignis symptomatisch und störend für die Person wird;
- ein Auftreten der Symptome in der Kindheit, das sich verbessert, bis es im Erwachsenenalter dank persönlicher Ressourcen und schützender Umweltfaktoren unterschwellig wird.

Zusammenfassend lässt sich also sagen: ADHS ist eine Erkrankung, die bereits in den frühesten Entwicklungsstadien auftritt, deren Ausprägungen und Verlaufsformen jedoch sowohl zwischen verschiedenen Personen als auch intraindividuell (also eine einzige einzelne Person betreffend) äußerst heterogen sind. Das bedeutet, dass nicht notwendigerweise in der Kindheit störende Symptome festgestellt werden müssen und dass sich der Zustand in viele verschiedene Bahnen entwickeln kann, je nachdem, was mit der betreffenden Person geschieht und welche psychopathologischen und medizinischen Bedingungen möglicherweise dazwischenkommen. ADHS ist zwar ein hartnäckiges Syndrom, stellt aber gleichzeitig keine Verurteilung dar, und der Betroffene kann lernen, mit seinen Symptomen umzugehen und seinen Zustand, seinen Lebensstil und sein psychisches und körperliches Wohlbefinden zu verbessern.

Gibt es immer eine Ursache?

Wie bei allem gibt es eine Ursache. Und wenn wir über ADHS sprechen, gibt es mehr als eine. ADHS hat einen multifaktoriellen Ursprung, was bedeutet, dass mehrere Faktoren zu seiner Existenz beitragen. Eine besondere Rolle spielt dabei die Interaktion zwischen unserer genetischen Veranlagung, der Umwelt und den Beziehungen, die für bestimmte Veränderungen der neurobiologischen Ordnung, sowohl auf funktioneller als auch auf struktureller Ebene, verantwortlich sind.

Auf der funktionellen Ebene bedeutet dies, dass es zu Veränderungen bei der Ausschüttung bestimmter Neurotransmitter kommt, die für die Regulierung bestimmter wichtiger kognitiver Funktionen verantwortlich sind. Dabei handelt es sich vor allem um Dopamin,

Noradrenalin und Serotonin. Man geht davon aus, dass die ADHS-Symptome auf eine ineffiziente Informationsverarbeitung im präfrontalen Kortex zurückzuführen sind, dem Gehirnbereich, der Aufmerksamkeit, Verhalten und Emotionen steuert. Die Funktion der Großhirnrinde wird durch die Neurotransmission von Dopamin und Noradrenalin vermittelt, die bei ADHS über- oder unteraktiviert sein können. Es ist gut möglich, dass die geringe Freisetzung dieser beiden Neurotransmitter für das von ADHS-Patienten häufig beschriebene Gefühl der Langeweile und Müdigkeit verantwortlich ist, während die schnelle Freisetzung dieser beiden Neurotransmitter zu der ebenfalls häufig beschriebenen Hyperfokussierung führt. Interessanterweise wirken sich dieselben Funktionsstörungen dieser Hirnareale auch auf andere klinische Erkrankungen aus, mit denen ADHS häufig komorbid ist: Dazu gehören affektive Störungen, Angstzustände und Störungen des Schlaf-Wach-Rhythmus. Dies erklärt zum Teil, warum die Störung so häufig neben anderen auftritt.

Auf struktureller Ebene bedeutet dies, dass bestimmte Hirnareale in ihrer Beschaffenheit verändert sind. Insbesondere geht man davon aus, dass bei ADHS eine Verzögerung in der Entwicklung des zentralen Nervensystems von der Kindheit bis zum Erwachsenenalter vorliegt. Das heißt, dass mehrere Hirnbereiche des frontalen Kortex weniger dick sind als bei Menschen mit einer sogenannten „typischen" Entwicklung. Genauer gesagt: Die gleiche Dicke wird im Durchschnitt drei Jahre später in den Phasen der neurologischen Entwicklung erreicht, während bei Erwachsenen eine fortschreitende Ausdünnung zu beobachten ist. Diese Anomalie äußert sich typischerweise durch Symptome wie Unaufmerksamkeit, schlechte Impulskontrolle, Defizite bei der Emotionsregulation, Hyperaktivität und geringe Motivation.

Zusammenfassend lässt sich sagen, dass die Ursachen von ADHS vielfältig sind, ebenso wie die möglichen Erscheinungsformen und Entwicklungsverläufe. Dies erklärt, warum Menschen mit ADHS, obwohl es mehrere Verbindungspunkte gibt, die Symptome auf sehr unterschiedliche Weise zeigen können.

An wen kann ich mich wenden, wenn ich vermute, dass ich ADHS habe?

Haben Sie den Verdacht, dass Ihre Belastungen bzw. Beschwerden ADHS als Ursache haben könnten, sollten Sie einen diagnostischen Weg mit einem darauf spezialisierten Psychologen beschreiten. Nach den Leitlinien des National Institute of Health and Clinical Excellence (NICE) sollte die Diagnose von ADHS im Erwachsenenalter auf klinischer Basis erfolgen, d.h. durch Erkennung und Beobachtung bestimmter Verhaltensweisen und Einstellungen, die das Syndrom charakterisieren. Es gibt also auch keine genetischen Tests, Blutanalysen oder Magnetresonanzen, die ADHS nachweisen können. Ebenso sind neuropsychologische Tests und Leistungstests allein keine gültigen und zuverlässigen Instrumente für diesen diagnostischen Prozess. Da ADHS eine neuroentwicklungsbedingte Störung ist, also eine Störung, die in einem frühen Lebensalter begonnen hat, ist es vielmehr erforderlich, retrospektiv Informationen, Anzeichen und Symptome zu sammeln. Die Person, die einen Diagnoseprozess beginnt, wird daher zusammen mit dem Psychologen ihre Lebensgeschichte rekonstruieren, geleitet von spezifischen Fragen, oft mit Unterstützung von psychologischen Skalen oder Tests, die speziell für diesen Zweck erstellt wurden. Üblicherweise dauert es drei bis sechs Sitzungen, bevor man zu einer diagnostischen Einschätzung gelangt, die dann von einem auf ADHS spezialisierten Psychiater in einer abschließenden Untersuchung bestätigt wird.

Wenn Sie vermuten, ADHS zu haben, können Sie sich also an eine Fachkraft für psychische Gesundheit, einen Psychologen oder einen Psychiater wenden. Sie können eine private Praxis oder eine mit dem öffentlichen Gesundheitssystem verbundene Klinik aufsuchen, zunächst Ihren Hausarzt um Informationen bitten oder Kontakt mit einer der vielen Unterstützungsorganisationen für Familien mit ADHS-Betroffenen aufnehmen. Dieser Schritt ist wichtig, denn die Diagnose kann ein wertvoller Schritt dahin sein, Sie und Ihre Lebensgeschichte besser zu verstehen und neu zu bewerten. Selbst wenn Ihr Verdacht nicht durch eine ADHS-Diagnose bestätigt wird, so wird ein guter diagnostischer Prozess Sie dennoch zu mehr Klarheit über Ihre Schwierigkeiten führen. Es geht also darum, einer Reihe von Problemen einen Namen zu geben, die Sie auf neue Wege zu einem besseren Wohlbefinden führen können. Sobald die Natur Ihrer Probleme identifiziert ist, wird die Fachperson, die den diagnostischen Prozess mit Ihnen durchgeführt hat, Sie zu einer auf Sie zugeschnittenen therapeutischen Behandlung leiten.

Was sind die Vor- bzw. Nachteile einer ADHS-Diagnose?

Eine ADHS-Diagnose bringt mehrere **Vorteile** mit sich. Sie ermöglicht den Zugang zu gezielten Behandlungen, wie Verhaltenstherapien, Coaching und, falls angezeigt, medikamentösen Behandlungen, die die Lebensqualität erheblich verbessern können. Die Diagnose kann auch Erleichterung durch das Verständnis der erlebten Schwierigkeiten bieten, ein klares Bild und Strategien zur Bewältigung der Symptome liefern. Im schulischen und beruflichen Umfeld könnten Sie Anspruch auf spezielle Unterstützungen und Anpassungen haben, um die mit der Störung verbundenen Hindernisse zu überwinden.

Als **Nachteil** der Diagnose könnten eine Reihe von Herausforderungen angesehen werden, die die Diagnose mit sich bringen kann. Dazu gehören der Umgang mit Stereotypen oder Vorurteilen im Zusammenhang mit der Störung. In einigen Kontexten könnten Sie sich etikettiert oder anders behandelt fühlen. Darüber hinaus könnte die Diagnose die Selbstwahrnehmung beeinflussen und Fragen zur eigenen Identität oder Fähigkeiten aufwerfen.

In jedem Fall sollten Sie, wenn Sie ADHS vermuten, mit Ihrem Hausarzt sprechen. Trotz der potenziellen Nachteile im Zusammenhang mit der Stigmatisierung sind die Vorteile einer genauen Diagnose und einer angemessenen Behandlung bedeutend, einschließlich des Zugangs zu personalisierten Unterstützungen und Strategien, um Ihren Alltag zu verbessern.

ZUSAMMENFASSUNG

In äußerster Kürze würde ich ADHS folgendermaßen beschreiben: das ständige und mühsame Gefühl einer Diskrepanz zwischen meinen Potenzialen und den tatsächlich erzielten Ergebnissen, ohne zu verstehen, warum diese Diskrepanz besteht.

Mit ADHS aufzuwachsen, ohne zu wissen, dass man ADHS hat, bedeutet, eine Reihe von Superkräften ohne Anleitung zu handhaben, wie ein Orchester aus sehr talentierten Musikern, aber ohne Dirigenten. Daher verfolgt man Ziele auf verwirrte, diskontinuierliche, unorganisierte Weise, geht ohne Karte und mit wenig Orientierungssinn. Aus diesem Grund sind viele Erwachsene oft müde, desorientiert und ängstlich. Viele haben schwere Symptome von Depression, Angst oder zwanghaften Störungen entwickelt, für die sie Behandlungen erhielten, die jedoch nicht wirksam waren. Andere wiederum haben ungenaue Diagnosen erhalten, ebenso mit unwirksamen Behandlungen.

Leider ist ADHS im Erwachsenenalter wenig bekannt, da lange Zeit angenommen wurde, dass ADHS ausschließlich hyperaktive Jungen betrifft. Erst die jüngsten Entwicklungen in der Forschung haben die Heterogenität der möglichen intra- und interindividuellen Entwicklungsverläufe hervorgehoben. Und nicht nur das – die Ursachen von ADHS sind vielfältig und interagieren miteinander: Genetische, biochemische und neurobiologische Faktoren bestimmen eine Prädisposition für die Entwicklung der Störung, an der zudem wesentlich umweltbedingte Risikofaktoren und Beziehungserfahrungen über die gesamte Lebensspanne teilnehmen.

Derzeit gibt es keine genetischen, biochemischen oder neurobiologischen Marker zur Diagnosestellung oder zur Identifizierung einer Behandlung, daher sind genetische Tests oder Blutuntersuchungen nicht aussagekräftig. Wenn ich den Verdacht habe, von ADHS betroffen zu sein, muss ich mich daher an ein Team von Psychiatern und Psychologen wenden. Diese führen als Team einen Diagnoseprozess durch, der mir hilft zu verstehen, wie ich funktioniere und welcher Art mein Unbehagen bzw. mein Leiden ist. Dies wird mir ermöglichen, mich besser kennenzulernen, und mir den Weg zu Strategien, Personen und Wegen aufzeigen, die mich dabei unterstützen können, meine Lebensqualität zu verbessern.

BIN ICH ANDERS, WEIL ICH ADHS HABE?

Vittoria Clementi

Unsere Persönlichkeit ist das Ergebnis der Interaktion zwischen unseren Genen, der Umgebung, in der wir leben, und unserer Persönlichkeit. Mit dieser Voraussetzung im Hinterkopf sind wir alle komplexer, als wir auf den ersten Blick erscheinen mögen. Somit hat die Frage „Bin ich anders?" eine einfache Antwort: Ja – denn jeder von uns ist einzigartig als Mensch. Und wie sieht es aus mit: „Bin ich anders, weil ich ADHS habe?" Ja, in mancher Hinsicht funktionieren Menschen mit ADHS anders als diejenigen, die kein ADHS haben.

ADHS beginnt in der Kindheit, oft vor dem Schulalter, und wird daher als eine entwicklungsneurologische Störung betrachtet. ADHS tritt bereits auf, wenn das Gehirn noch nicht vollständig entwickelt ist. Die Folge ist, dass sich das zentrale Nervensystem entlang einer abweichenden Kurve entwickelt. Das Wort „abweichend" bedeutet in diesem Zusammenhang, dass sich etwas in eine andere Richtung bewegt. Aber anders als was? Anders als der Durchschnitt der Bevölkerung. Zu den entwicklungsneurologischen Störungen gehören auch z. B. Autismus-Spektrum-Störungen, spezifische Lernstörungen sowie all jene Bedingungen, die früh im Kindesalter auftreten. Bei all diesen Störungsbildern kommt es zu einer atypischen Entwicklung bestimmter Gehirnbereiche.

Aber in welcher Hinsicht ist das ADHS-Gehirn anders als das Gehirn der meisten Menschen?

- Bei der Funktion einiger kognitiver Fähigkeiten, die in unserem Gehirn entstehen und reifen (Aufmerksamkeit und exekutive Funktionen);
- bei der anomalen Funktion einiger Neurotransmitter (vor allem Dopamin und Noradrenalin);
- bei einer Manifestation von Hyperaktivität und Impulsivität, die einen signifikanten Einfluss auf das Leben der Person haben können.

Die Diagnose von ADHS bei Erwachsenen ist auch heute noch ein komplexes Thema, weil lange Zeit angenommen wurde, dass es sich um eine Bedingung handelt, die nur Kinder betrifft, insbesondere Jungen. Erst im Jahr 2018 wurden spezifische Leitlinien zur Diagnose von ADHS bei Erwachsenen definiert. Diese Leitlinien betonen, wie wichtig es ist, eine Diagnose durch einen umfassenden klinischen Ansatz zu stellen, der Beobachtungen, Gespräche, genaue Test- und Fragebögen-Analysen umfasst. Dies hilft, Informationen über das bisherige Leben zu sammeln und die verschiedenen Manifestationen von ADHS im Erwachsenenalter zu berücksichtigen. Außerdem wird so untersucht, ob andere psychopathologische Bedingungen (Komorbiditäten) vorhanden sind und möglicherweise eine Differentialdiagnose zu stellen ist (es also eine gleichzeitige Erkrankung mit ähnlicher Symptomatik gibt).

Welche Symptome haben Männer?

Bei erwachsenen Menschen tritt ADHS häufiger bei Männern als bei Frauen auf, jedoch ist der Unterschied viel geringer als im Kindesalter. Das Geschlechterverhältnis beträgt bei Kindern 3:1 und verändert sich auf 1,1:1 bei Erwachsenen. Bei Männern treten die Symptome in der Regel früher auf als bei Frauen und zeigen sich oft durch externalisierende Verhaltensweisen, z.B. aggressives und impulsives Auftreten. Tatsächlich ist bei Männern eine Kombination von Unaufmerksamkeitssymptomen und Hyperaktivität/Impulsivität wahrscheinlicher. Sie haben Schwierigkeiten, sich lange zu konzentrieren, besonders bei Aktivitäten, die sie als uninteressant empfinden. Sie haben Probleme, irrelevante Reize zu ignorieren, Schwierigkeiten mit der Organisation sowie Planung von Terminen und täglichen Aktivitäten, ein schlechtes Zeitgefühl sowie die Tendenz, Gegenstände zu verlieren. Neben diesen Aufmerksamkeits- und Exekutivfunktionssymptomen berichten Männer in einem höheren Prozentsatz als Frauen auch von Schwierigkeiten, lange stillzusitzen, der Neigung, ständig mit Gegenständen zu spielen und mit den Beinen zu wippen, einem Gefühl der Unruhe, der Tendenz, impulsiv zu sprechen und zu handeln, der Neigung, übermäßig zu sprechen und Aktivitäten laut auszuführen.

Die Aufmerksamkeitssymptome bleiben häufig mit dem Alter bestehen, während sich die Symptome von Impulsivität und Hyperaktivität ändern und oft verbessern. Dies kann zu einer Verringerung der ADHS-Rate bei erwachsenen Männern beitragen. Mädchen mit Aufmerksamkeitssymptomen werden oft zu Frauen mit Aufmerksamkeitssymptomen, während hyperaktive Jungen eine Reduzierung ihres Verhaltens im Laufe des Wachstums bemerken.

Das Vorhandensein von Hyperaktivität/Impulsivität erhöht das Risiko, pathologische Zustände wie oppositionelles Trotzverhalten in der Kindheit, Verhaltensstörungen in der Adoleszenz und antisoziale Persönlichkeitsstörungen im Erwachsenenalter zu entwickeln.

Männer mit ADHS neigen eher zu Verkehrsunfällen, voreiligen finanziellen Entscheidungen, Verletzungen, beeinträchtigten schulischen Leistungen, häufigen Arbeitsplatzwechseln, unregelmäßiger Ernährung sowie Alkohol- und Drogenmissbrauch.

Die emotionale Dysregulation, die als zusätzliches Symptom von ADHS angesehen wird, betrifft 30–70 % der Erwachsenen mit ADHS. Emotionale Dysregulation bezieht sich auf Schwierigkeiten im Umgang mit Emotionen und kann zu emotionaler Instabilität, Stimmungsschwankungen, Reizbarkeit, reduzierter Stressresistenz und explosiven Wutausbrüchen führen. Emotionale Dysregulation bei Männern äußert sich wahrscheinlicher als bei Frauen in einer erschwerten Wutkontrolle. In unserer Kultur ist es üblicher, dass Männer Wut zeigen anstatt Traurigkeit oder Angst und diese Stereotype können zu externalisierendem Verhalten bei Männern beitragen. Es ist daher wichtig, interne emotionale Probleme wie Angst und Depression nicht zu übersehen, damit diese nicht womöglich unerkannt und somit unbehandelt bleiben.

Was sind die Symptome bei Frauen?

Beim Übergang vom Kindesalter zum Erwachsenenalter sehen wir eine Veränderung der Prävalenzrate (Wie viele Männer und wie viele Frauen haben ADHS?). Im Kindesalter scheinen viel mehr männliche ADHS-Fälle vorzukommen, während sich das Verhältnis im Erwachsenenalter fast angleicht (1,1:1 zwischen Männern und Frauen). Wie lässt sich diese Veränderung erklären?

Eine Antwort könnte sein, dass Frauen mit ADHS hauptsächlich die **unaufmerksame Form** zeigen. Frauen mit ADHS haben Symptome wie leichte Ablenkbarkeit und emotionale Dysregulation, während

Anzeichen von Hyperaktivität weniger offensichtlich sind als bei Männern und manchmal sogar gänzlich fehlen. Jungen mit ADHS neigen eher dazu, auch hyperaktiv und impulsiv zu sein, mit Verhaltensweisen wie unangemessenem Rennen, Klettern auf Bäume und dem Unterbrechen anderer. Mädchen mit ADHS hingegen sind hauptsächlich abgelenkt, träumerisch, vergesslich und unordentlich. Darüber hinaus können Mädchen mit ADHS, insbesondere, wenn sie gute kognitive Fähigkeiten haben, in der Schule erfolgreich sein trotz ihrer Herausforderungen. Ein Mädchen mit ADHS wird demnach weniger wahrscheinlich mit seinen Aufmerksamkeitsschwierigkeiten gesehen, weil es tatsächlich weniger stört. Es gibt hier zudem eine wichtige sozio-kulturelle Reflexion: Das Stereotyp des unruhigen und rebellischen Kindes ist bei Jungen akzeptierter als bei Mädchen, die ja oft als „braver" und vorsichtiger erwartet werden.

Stereotype sind nützlich, um die Realität zu vereinfachen. Aber wenn wir sie ohne kritisches Denken verwenden, riskieren wir, die Komplexität des Phänomens nicht vollständig zu verstehen. Es könnte nämlich sein, dass die Veränderung in der Anzahl der ADHS-Fälle bei Frauen darauf zurückzuführen ist, dass ADHS in ihrem Fall oft während der Kindheit unterschätzt wird. Auch die Diagnosemanuals für psychische Störungen spiegeln Modelle wider, die repräsentativer für die männliche Symptomatik sind. Das könnte dazu führen, dass ADHS bei Mädchen und Frauen weniger häufig auffällt. Dabei haben auch sie Schwierigkeiten in Bezug auf Aufmerksamkeit und Exekutivfunktionen sowie innere Unruhe, was bei den Mädchen und später Frauen zum Gefühl von Unzulänglichkeit, großer Frustration und Unfähigkeit führt und somit auch signifikante Auswirkungen auf das Selbstwertgefühl hat. Oft berichten Patientinnen von einem großen

Leidensdruck, da sie bis zu diesem Zeitpunkt in ihren Schwierigkeiten nicht erkannt wurden, was wiederum auch die Möglichkeit, um Hilfe zu bitten, verringert und eher das Gefühl überwiegen lässt, seltsam, faul, anders und falsch zu sein.

Ohne eine frühzeitige Diagnose besteht ein höheres Risiko, psychologische und psychiatrische Probleme wie Angst, Depression und Essstörungen zu entwickeln. In schwierigen familiären Situationen, ohne ein unterstützendes Umfeld, kann ein nicht diagnostiziertes ADHS sogar zur Entwicklung von Persönlichkeitsstörungen beitragen, z.B. der Borderline-Persönlichkeitsstörung.

Eine weitere mögliche Erklärung für die Veränderung der Prävalenzrate ist, dass Frauen häufiger als Männer erst im Erwachsenenalter diagnostiziert werden. In diesem Zusammenhang ist es wichtig zu erinnern, dass Hyperaktivität und Impulsivität sich im Laufe der Zeit und mit dem Übergang ins Erwachsenenalter tendenziell verändern und abnehmen, während die Unaufmerksamkeit weitgehend unverändert bleibt. Mit zunehmenden Umweltanforderungen in Bezug auf Organisation und Autonomie (z. B. eine eigene Wohnung, der Eintritt in das Studium oder die Arbeitswelt) ist es wahrscheinlich, dass bisher nicht diagnostizierte Frauen beginnen, Beeinträchtigungen ihrer Funktionen zu zeigen. Tatsächlich beginnen viele Patientinnen den Diagnoseprozess im frühen Erwachsenenalter, mit dem Übergang von der weiterführenden Schule zur Universität oder wenn das eigene Kind eine ADHS-Diagnose erhält und das Thema auf diese Weise in das Leben der Frau tritt.

Im ersten Fall berichten die Patientinnen, dass, solange ihr Alltag in eine klar definierte Struktur eingebettet war, mit festen Zeiten und von außen garantierter Organisation (Familie und/oder Schule), die

Kompensationsstrategien für die Aufmerksamkeitsprobleme wirksam waren. Mit dem Beginn der Arbeit oder der Universität werden jedoch häufig mehr Autonomie und individuelle Organisation gefordert. Auch der Auszug aus dem Elternhaus kann Schwierigkeiten in der täglichen Planung zum Vorschein bringen, z.B. bei den Mahlzeiten, beim Ordnunghalten in der Wohnung. Die Patientinnen stellen dann fest, dass mit dem Übergang ins Erwachsenenalter die Kompensationsstrategien nicht mehr ausreichen, um im Alltag gut zu funktionieren, mit signifikanten Auswirkungen auf das Gefühl der Selbstwirksamkeit. Die psychoedukativen Maßnahmen, die wir mit diesen Patientinnen durchführen, bestehen daher vor allem darin: Wir überprüfen die Wirksamkeit der bisher angewandten Strategien und entwickeln gemeinsam neue Möglichkeiten der Bewältigung für ihre Funktionen, die besser geeignet sind, den aktuellen Umweltanforderungen zu begegnen.

Es muss außerdem berücksichtigt werden, dass der unterschiedliche Anteil von Männern und Frauen mit ADHS dadurch erklärt werden könnte, dass Frauen im Erwachsenenalter **sich ihrer Aufmerksamkeits- und Organisationsprobleme bewusster sind** als Männer. Dieses erhöhte Bewusstsein führt dazu, dass mehr Frauen eine klinische Einschätzung aufsuchen und folglich eine Diagnose erhalten. Einige Frauen beginnen, wie schon erwähnt, ihren eigenen Diagnoseprozess, wenn das eigene Kind die Diagnose ADHS erhält. Dies geschieht oft, weil ADHS genetisch beeinflusst ist und die Neugier oder die Notwendigkeit entsteht, eine mögliche Vererbung bei Verwandten ersten Grades zu untersuchen. In anderen Fällen erkennen sich Mütter in einigen Schwierigkeiten und Merkmalen ihrer Kinder wieder, was sie dazu bringt, einige ihrer eigenen Kindheitserfahrungen als Symptome von ADHS neu zu interpretieren.

Auch bei Frauen ist es nützlich, die **emotionale Dysregulation** zu betrachten. Während Männer oft den Ausdruck von Traurigkeit unterdrücken, kann bei Frauen dasselbe mit Wut geschehen. Frauen berichten häufiger von Erfahrungen der Selbstabwertung, Angst, Leeregefühl und Selbstkritik, die sie einem erhöhten Risiko für **internalisierende Störungen wie Angst oder Depression** aussetzen. In meiner klinischen Praxis habe ich bemerkt, dass unter den Gefühlen von Traurigkeit und emotionaler Labilität der Patientinnen oft eine Wut verborgen ist, die sie schwer erkennen und ausdrücken können.

Ein weiterer mentaler Zustand, der mit Aufmerksamkeitsschwierigkeiten verbunden ist und häufig in den Geschichten von Frauen mit ADHS vorkommt, ist das **„Mind-Wandering"**, d. h. „abschweifende Gedanken". Dieses Phänomen beschreibt die Tendenz, sich in den eigenen Gedanken zu verlieren, abgelenkt von der aktuellen Aktivität. Die Patientinnen berichten, dass sie in ihren Gedanken wandern und von einem Gedanken zum anderen übergehen, ohne Bezug zu dem, was sie gerade tun. Das Mind-Wandering beschreibt so einen träumerischen, unaufmerksamen Zustand, hervorgerufen durch eine Ablenkbarkeit, die von innen kommt und weniger von Umgebungsreizen. Es tritt typischerweise während routinemäßiger oder weniger anregender Aktivitäten auf, wenn die Aufmerksamkeit von der Außenwelt abgewendet wird, um sich in Reflexionen, Erinnerungen oder zukünftigen Projektionen zu vertiefen. Dieser Prozess kann von einer einfachen Ablenkung bis zu einem tiefen Eintauchen in innere Gedanken reichen und die Fähigkeit beeinflussen, sich auf die gegenwärtige Aktivität zu konzentrieren.

Bei Frauen ist zudem eine weitere Bedingung, die die Aufmerksamkeitsfähigkeit beeinflusst, häufiger zu beobachten, nämlich das

„Sluggish Cognitive Tempo“ (siehe dazu auch S. 39, „Mit dem Kopf in den Wolken“). Es ist noch nicht klar, ob diese Bedingung eine Variante von ADHS ist oder ein separates symptomatisches Muster darstellt. Frauen, die darunter leiden, berichten von einer Tendenz, sich in Gedanken zu verlieren, von Langsamkeit bei der Ausführung von Aufgaben, einem Gefühl des nebligen Geistes und anderen Symptomen, die ihr tägliches Leben erheblich beeinträchtigen. Das gleichzeitige Vorhandensein von ADHS und Sluggish Cognitive Tempo scheint ein komplexeres und schwerwiegenderes Bild zu ergeben als die alleinige Diagnose von ADHS.

Schließlich halte ich es für interessant, über die Rolle der **weiblichen Hormone** nachzudenken. Einige Studien haben gezeigt, dass bei Frauen mit ADHS jene Stimmungsstörungen häufiger auftreten, die mit abnormalen Funktionen einiger Hormone zusammenhängen, z.B. Depression. Darüber hinaus wird ADHS selbst durch hormonelle Schwankungen beeinflusst, sodass sich die ADHS-Symptomatik in Lebensphasen mit niedrigeren Östrogenspiegeln verschlechtert, wie in der prämenstruellen Phase, der Postpartum-Periode und der Prämenopause. Eine mögliche Erklärung ist, dass weibliche Hormone wie Östrogene einen signifikanten Einfluss auf einige Neurotransmitter wie Dopamin haben. **Neurotransmitter** fungieren als eine Art chemische Botenstoffe, die Informationen von einem Neuron zum anderen transportieren und somit viele Prozesse und Funktionen unseres Gehirns und damit auch unseres Körpers regulieren. Tatsächlich finden wir im Gehirn von Menschen mit ADHS eine geringere Konzentration von Dopamin, sowohl bei Frauen als auch bei Männern. Dieser niedrige Spiegel erklärt teilweise sowohl die ADHS-Symptome als auch die depressiven Symptome.

Was ist der Unterschied zwischen Kindern mit ADHS und Erwachsenen mit ADHS?

Bezüglich ADHS bei Kindern gibt es viele Studien, während die Forschung für Betroffene im Erwachsenenalter neuer und daher weniger umfangreich ist. Früher dachte man, dass ADHS hauptsächlich eine Kinderkrankheit sei und dass die Symptome mit dem Alter abnehmen oder verschwinden würden. Heute wissen wir, dass es verschiedene Entwicklungsverläufe der Störung gibt. In einigen Fällen nehmen die Symptome im Erwachsenenalter ab, während sie in anderen Fällen erst im Erwachsenenalter auftreten.

Wie bereits erwähnt, müssen wir auch bei der Beschreibung von ADHS im Kindesalter berücksichtigen, dass lange Zeit die typische Manifestation von ADHS als die des hyperaktiven Jungen, der stört und Chaos verursacht, angesehen wurde. Obwohl es diese Art von ADHS-Kind gibt, wissen wir heute, dass es nicht die einzige Form ist. Es ist zwar bestätigt, dass bei Mädchen tendenziell die Unaufmerksamkeit vorherrscht, aber die Möglichkeit von Symptomen von Hyperaktivität/Impulsivität ist auch bei ihnen nicht ausgeschlossen. Ebenso können Jungen eine überwiegend unaufmerksame Präsenz aufweisen, genauso wie das „Sluggish Cognitive Tempo" (siehe dazu auch S. 39). Bei jüngeren Kindern sind die Symptome der Hyperaktivität in der Regel deutlicher sichtbar. Auch im Schulalter bleibt die Hyperaktivität präsent, sodass die ersten Meldungen oft von Lehrern wegen störenden und/oder aggressiven und/oder unruhigen Verhaltens kommen. Gleichzeitig treten im Schulalter die unaufmerksamen Symptome stärker hervor, die häufig zu schulischen Schwierigkeiten führen. Das betrifft besonders Aufgaben, die geistige Anstrengung und anhaltende Aufmerksamkeit erfordern, sowie solche, die keine sofortige Belohnung bieten und als langweilig empfunden werden.

Ein Kind mit **überwiegend unaufmerksamen Symptomen** ist oft ein Schüler, der leicht abgelenkt ist, eine unordentliche Handschrift aufweist, möglicherweise Schwierigkeiten hat, sein Material in Ordnung zu halten und sich oft schwertut bei der Organisation der zu erledigenden Aufgaben. Das betroffene Kind kann außerdem häufig Schulmaterial verlieren oder es in der Schule oder zu Hause vergessen, muss erinnert werden und bei Fächern, die ihm mehr geistige Anstrengung abverlangen oder sein Interesse nicht wecken, unterstützt werden. Auch zu Hause oder bei außerschulischen Aktivitäten kann es Schwierigkeiten haben, ablenkende Reize zu ignorieren. Es scheint mit den Gedanken woanders zu sein, wenn man mit ihm spricht, hat Probleme mit der motorischen Koordination oder beim Befolgen von Anweisungen, die mehrere Schritte erfordern, und es wechselt häufig von einer Spielaktivität zur anderen. Kinder mit Unaufmerksamkeit werden oft als faul, träge, „mit dem Kopf in den Wolken" oder träumerisch beschrieben.

Ein Kind mit ADHS und **überwiegender Hyperaktivität/Impulsivität** kann Schwierigkeiten haben, still zu bleiben, wenn es sitzt. Einige Kinder neigen dazu, vom Platz in der Klasse aufzustehen und nicht die ganze Mahlzeit über sitzenzubleiben, in unangemessenen Situationen zu rennen und zu springen oder auf Bäume zu klettern. Sie haben Schwierigkeiten, alleine oder auf ruhige und leise Weise zu spielen. Diese Kinder werden oft als unruhig, aufgeregt oder störend beschrieben. Auch im Kindesalter muss sich Hyperaktivität jedoch nicht auf diese Weise äußern. Kinder mit Hyperaktivität können es auch schaffen, in Situationen, in denen Sitzenbleiben von ihnen verlangt wird, nicht aufzustehen. Allerdings empfinden sie dabei häufig großen Stress, was sich durch weniger auffällige Bewegungen wie das Spielen mit Objekten, Nägelkauen, Beinwippen, Kritzeln oder kontinuierliches Zeichnen während des Unterrichts oder übermäßiges Sprechen äußern kann. Aus einigen Studien wurde die Hypothese gestützt, dass hyperaktive Symptome bei Kindern als Versuch der Selbstregulierung für die Aufmerksamkeitsschwierigkeiten verstanden werden können.

Impulsivität kann sich durch gefährliches Verhalten (z.B. Leichtsinnigkeit im Straßenverkehr) und häufige Unterbrechungen manifestieren sowie durch Schwierigkeiten, warten zu können, bis man an der Reihe ist. Die Ausdrucksformen der Störung können undeutlich und vielschichtig sein und mit geringer Frustrationstoleranz, emotionaler Labilität und niedrigem Selbstwertgefühl einhergehen. Zu Unaufmerksamkeit und Hyperaktivität/Impulsivität kann sich zudem auch leichte Reizbarkeit gesellen. Das **geringe Selbstwirksamkeitsgefühl und das niedrige Selbstwertgefühl**, die bei Kindern mit ADHS immer wieder auftreten, sind meist als Folge auf die Frustration zu verstehen, die durch die Diskrepanz zwischen ihren eigenen Potenzialen und den tatsächlich erreichten Zielen entsteht.

Die Schule spielt eine wichtige Rolle bei der Strukturierung des Unterrichts und der Definition der Bewertungskriterien. Zum Beispiel kann ADHS verschiedene Arten von Aufmerksamkeit beeinflussen und Kinder mit ADHS können von diversifizierten Lernansätzen profitieren. Es ist auch wichtig, andere mögliche Störungen oder Bedingungen in Betracht zu ziehen, die das Bild komplizieren können, wie Entwicklungsverzögerungen, Beziehungsschwierigkeiten oder andere neuroentwicklungsbedingte Störungen. Um genetische

Syndrome auszuschließen, können zudem genetische Tests durchgeführt werden.

Während der **Adoleszenz** ist fast immer ein **Anstieg impulsiver Verhaltensweisen** vorhanden. Dies kann jeden Jugendlichen betreffen, da die Gehirnregionen, die die Impulskontrolle und Verhaltenshemmung ermöglichen, noch nicht vollständig entwickelt sind. Wenn ein Jugendlicher zudem ADHS hat, steigt jedoch die Wahrscheinlichkeit impulsiver, gefährlicher oder problematischer Verhaltensweisen. Mit anderen Einflüssen können psychologische Probleme wie Alkohol- oder Drogenabhängigkeit oder Verhaltensstörungen auftreten, die das Risiko für die Entwicklung einer antisozialen Persönlichkeitsstörung im Erwachsenenalter erhöhen können.

Unaufmerksamkeit während der Adoleszenz äußert sich hauptsächlich in organisatorischen Schwierigkeiten und dem Gefühl, sich mehr anstrengen zu müssen als die anderen, um die gleichen Ergebnisse zu erzielen. Diese Probleme bestehen oft im Erwachsenenalter fort, besonders wenn die Anforderungen an Autonomie und Organisation wachsen. **Der Übergang von der weiterführenden Schule zur Universität** kann dabei ein kritischer Moment sein: Nun müssen die jungen Erwachsenen allein zurechtkommen, Ausgaben planen, Mahlzeiten organisieren und den Haushalt bewältigen – alles Dinge, die zuvor von jemand anderem gemacht wurden. Auch der Eintritt in die Arbeitswelt kann schwierig sein, besonders wenn dieser Autonomie in der Einhaltung von Zeitplänen, Aufgaben und Fristen erfordert.

Mit dem Wachstum und dem **Übergang ins Erwachsenenalter** verändert sich also die Art und Weise, wie sich ADHS zeigt. Diese

Veränderungen sind auf die natürliche und physiologische Reifung der Person und ihres Gehirns zurückzuführen, aber auch auf die verschiedenen Umweltanforderungen, die im Laufe der Entwicklungsphasen auf sie treffen. **Die Symptome der Hyperaktivität neigen dazu, im Erwachsenenalter abzunehmen,** sowohl bei Männern als auch bei Frauen. Das bedeutet nicht, dass die Hyperaktivität verschwindet, sondern sie verändert sich und zeigt sich eher als **Gefühl von Unruhe und innerer Anspannung**, in Schwierigkeiten, lange Zeit sitzenzubleiben, in einer Neigung, mit den Händen zu spielen, und dem Gefühl, von einem „inneren Motor angetrieben zu werden". Oft wird von intensiver sportlicher Aktivität und der Wahrnehmung berichtet, nur so „die Energie loswerden zu können". Die Hyperaktivität, zusammen mit dem Phänomen des Mind-Wandering (also des Abschweifens der Gedanken), kann auch deutliche Auswirkungen auf den Schlaf haben. Oft berichten ADHS-Patienten von **Schlafproblemen**, besonders in der Einschlafphase, weil sie sich zu stimuliert und aktiv fühlen oder weil sie Schwierigkeiten haben, den Geist zur Ruhe zu bringen.

Impulsive Symptome können sich durch überstürzte Entscheidungen, plötzlichen Wechsel der Interessen, abrupte Unterbrechungen in Beziehungen oder bei der Arbeit manifestieren. Impulsivität kann auch negativ auf das Essverhalten einwirken, z.B. mit häufigen Essanfällen wie beim **Binge-Eating**, bei dem man das Gefühl hat, die Kontrolle zu verlieren.

Bezüglich der Unaufmerksamkeit berichten Erwachsene mit ADHS oft von Schwierigkeiten, sich Termine zu merken, Kalender konsequent zu nutzen, ihre Sachen in Ordnung zu halten und pünktlich zu sein. Gründe dafür können eine verzerrte Zeitwahrnehmung sein, bei der Betroffene unterschätzen, wie lange sie dafür benötigen, sich vorzubereiten oder zu einem Ort zu gelangen. Sie können außerdem abgelenkt, verträumt und uninteressiert an Gesprächen erscheinen, mit **signifikanten Auswirkungen auf Beziehungen und das Selbstbild**.

Zusammenfassend kann festgehalten werden, dass ADHS eine komplexe Störung ist, die sich bei Kindern und Erwachsenen unterschiedlich manifestieren kann. Das Verständnis der verschiedenen Facetten der Störung ist entscheidend für eine angemessene Diagnose und Behandlung.

Kann ich einen Test machen, um zu sehen, ob ich ADHS habe?

Die Frage der Bewertung von ADHS im Erwachsenenalter ist durchaus komplex: Um zu einer Diagnose zu gelangen, ist es notwendig, eine klinische Einschätzung zu durchlaufen, die viele Faktoren berücksichtigen und von Fachleuten auf dem Gebiet von ADHS durchgeführt werden muss.

Seit Kurzem wird ADHS als eine neuroentwicklungsbedingte Störung anerkannt und somit als ein Zustand, der die Person durch den gesamten Lebenszyklus begleitet. Diese Erkenntnis hat es ermöglicht, genaue diagnostische Kriterien zu definieren, die sich nicht mehr nur auf die Kindheit, sondern auch auf das Erwachsenenalter beziehen. Früher waren in den internationalen Diagnosehandbüchern die Kriterien und repräsentativen Beispiele nur auf Kinder bezogen, während es jetzt möglich ist, einige Beispiele zu finden, die den gesamten Lebenslauf betreffen. Die Diagnose, die nur auf den Kriterien der derzeit verwendeten Handbücher basiert, ist jedoch nicht ausreichend. Das Risiko wäre nämlich, einige sehr wichtige Aspekte nicht zu berücksichtigen:

- die Entwicklung der Störung im Laufe des Lebens;
- die begleitenden Symptome, die auf verschiedene Weise die meisten diagnostizierten Personen charakterisieren, z.B. emotionale Dysregulation, Veränderungen im Schlaf und in der Ernährung;
- Risiko- und Schutzfaktoren sowie kompensatorische Strategien, die die Symptomatik mehr oder weniger verdeckt haben könnten.

Wir verstehen also klar, dass die Kernsymptome von ADHS Unaufmerksamkeit und Hyperaktivität/Impulsivität sind und dass für eine Diagnose ein signifikantes Muster von Symptomen in einem oder beiden Bereichen vorhanden sein muss. Dabei ist aber auch offensichtlich, dass sich die Symptome in Bezug auf Schwere und Menge bei den Betroffenen sehr unterschiedlich zeigen können. Auch kann das Funktionsniveau der Betroffenen mehr oder weniger schwer beeinträchtigt sein in den Bereichen Sozialverhalten, Beziehungen und Beruf. Bezüglich möglicher Komorbiditäten, Persönlichkeitsstrukturen, des familiären und soziokulturellen Umfelds und des Temperamentes der Person gibt es ebenfalls Unterschiede.

Die Diagnose im Erwachsenenalter – sei es eine Neubewertung der in der Kindheit erhaltenen Diagnose oder das Auftreten von ADHS-Symptomen, die in der Kindheit nicht erkennbar waren –, erfordert den Einsatz verschiedener Instrumente. Unter diesen können Screening-Fragebögen und Assessment-Tools nützlich sein, die unbedingt mit den Informationen aus klinischen Interviews ergänzt werden müssen.

Screening-Fragebögen dienen dazu, Personen zu identifizieren, die eine vertiefende Untersuchung in Bezug auf ADHS benötigen, und ihre Anwendung ist besonders bei Familienangehörigen von Personen mit ADHS, Personen mit intensiver emotionaler Dysregulation und einer psychiatrischen Diagnose sowie bei Frauen und Männern mit einer Vorgeschichte von Aufmerksamkeits-, Organisations- oder Impulsivitätsproblemen angezeigt. Hohe Punktzahlen in solchen Fragebögen reichen allein aber nicht aus, um eine Diagnose zu erhalten. Es ist danach zusätzlich notwendig, eine klinische Bewertung durchzuführen. Unter den häufig verwendeten Screening-Fragebögen möchten wir zwei nennen:

- Die Wender Utah Rating Scale (WURS) ist ein selbstverwalteter Fragebogen, der darauf abzielt, ADHS-Symptome zwischen dem 8. und 10. Lebensjahr durch 61 Fragen zu erkennen, die auch einige Merkmale von häufig komorbiden Störungen untersuchen, z. B. die oppositionelle Trotz-/Verhaltens-Störung.
- Die Adult ADHS Self Report Rating Scale (ASRS-V1.1) ist ein Screening-Instrument, das im Rahmen einer Forschung der Weltgesundheitsorganisation WHO entwickelt wurde. In der amerikanischen Version war zunächst ein 18-Punkte-Fragebogen entwickelt worden, dessen Fragen mit den Kriterien des DSM-IV übereinstimmten und die Manifestationen der ADHS-Symptome bei Erwachsenen hervorhoben. Das ASRS-V1.1 ist eine Teilmenge der Symptomliste des 18-Item-Fragebogens und wurde entwickelt, um das Screening kostengünstiger und benutzerfreundlicher zu machen. Die Bewertung erfolgt über eine 5-Punkte-Skala (von „nie“ bis „sehr oft“). Die gekürzte Form des Tests finden Sie auf S. 224.

Die **Assessment-Tests**, die entweder Fragebögen oder vom Kliniker durchgeführte Interviews sein können, sind weitere nützliche Instrumente zur Informationensammlung für die Diagnose. Es gibt verschiedene Arten davon; hier sind einige der am häufigsten auf europäischer Ebene verwendeten Tests:

- Das Diagnostic Interview for Adult ADHS-5 (DIVA-5) ist ein strukturiertes Interview, das vom Kliniker durchgeführt wird, wenn möglich in Anwesenheit eines Familienmitglieds, das nützliche Informationen insbesondere in Bezug auf die Kindheit liefern kann. Es basiert auf den diagnostischen Kriterien des DSM-5 in der Kindheit und im Erwachsenenalter, mit konkreten und spezifischen Beispielen für mögliche Symptome in beiden Lebensphasen. Es gibt auch Beispiele für Beeinträchtigungen, die mit den Symptomen in fünf Lebensbereichen verbunden sind (Arbeit und Studium, Freundschaften und familiäre Beziehungen, soziale Kontakte, Freizeit und Hobbys).
- Das Conners Adult ADHS Diagnostic Interview for DSM-IV (CAADID) ist ein semi-strukturiertes Interview und besteht aus zwei Teilen: einem Anamnese-Fragebogen, in dem die Lebens- und Krankengeschichte der Person gesammelt wird, und einem Interview, das die Anwesenheit von Symptomen sowohl in der Kindheit als auch im Erwachsenenalter bewertet und sich hierbei auf die diagnostischen Kriterien des DSM-IV stützt.
- Die Barkley Adult ADHS Rating-Scale IV (BAARS-IV) liegt in drei Versionen vor: eine Selbstbeschreibung, eine Fremdbeschreibung und eine Interviewversion. Sie untersucht das Vorhandensein von ADHS-Symptomen sowohl

> im Erwachsenenalter als auch in der Kindheit, das Alter des Beginns und die Beeinträchtigung in verschiedenen Funktionsbereichen. Es gibt eine lange Version mit 30 Items und eine kurze Version mit sechs Items.

Wie schon erwähnt, können alle durch Tests gesammelten Daten nur als zusätzliche und integrative Elemente der gesamten klinischen Bewertung verstanden werden. Die Bewertung erfolgt durch eine Reihe von Gesprächen, während derer der Kliniker Informationen sammeln muss, die nicht nur für die Diagnose, sondern auch für das Verständnis des gesamten psychopathologischen Bildes und vor allem der Person nützlich sind. Zunächst wird also das Leiden des Patienten aufgenommen. Dabei liegt ein spezifischer Fokus auf der unaufmerksamen Symptomatik, die mit den exekutiven Funktionen und den Bereichen Hyperaktivität und Impulsivität verbunden ist, um zu verstehen, in welcher Weise und in welchem Umfang diese den Alltag beeinflusst. Es ist wichtig, Informationen über Schwangerschaft und psychomotorische Entwicklung zu erlangen, um zu verstehen, ob die Entwicklung altersgerecht war (z.B. das Erlernen von Gehen und Sprechen). Die Untersuchung geht retrospektiv mit der Erzählung der Lebensgeschichte der Person weiter, beginnend mit der Kindheit und insbesondere mit Bezug auf die schulische Laufbahn und das Management von Aufgaben, die Entwicklung in zwischenmenschlichen Beziehungen, den Wachstumskontext sowie eventuelle traumatische Ereignisse. Es werden auch Informationen über Hobbys und Sport gesammelt, sowohl im Kindes- als auch im Erwachsenenalter, sowie über die Ernährungs- und Schlafroutinen. Im Verlauf der klinischen Gespräche müssen auch Daten über den beruflichen Status des Patienten und die Studienlaufbahn sowie psychiatrische und medizinische Anamneseelemente, auch von Familienangehörigen, erfasst werden, um mögliche familiäre Muster zu erkennen.

Der Kliniker muss untersuchen, ob es **Komorbiditäten** mit anderen Störungen gibt. Tatsächlich haben wir gesehen, dass in vielen Fällen ADHS zusammen mit anderen psychiatrischen Störungen auftritt, die das Krankheitsbild verschlimmern können und spezifische Interventionen erfordern. Auch aus diesem Grund wird die Dokumentation von zuvor durchgeführten medizinischen und psychologischen diagnostischen Verfahren angefordert. Es ist auch wichtig, eine sorgfältige **Differentialdiagnose** durchzuführen, d. h. zu verstehen, ob die vom Patienten berichteten Symptome tatsächlich ADHS zuzuschreiben sind oder eher von anderen psychopathologischen Bildern abhängen, die häufig ADHS-Charakteristika „nachahmen" können.

In der diagnostischen Phase werden dann weitere Tests verwendet, die eine noch differenzielle Diagnose ermöglichen und mögliche Komorbiditäten aufdecken sollen. Dazu gehören u. a.:

- das strukturierte klinische Interview des DSM-IV (SCID II), das aus der Kombination eines Selbstbewertungsfragebogens und des darauffolgenden strukturierten Interviews besteht, um das Vorhandensein einer Persönlichkeitsstörung anhand der Kriterien der Achse II des DSM-IV zu erheben;
- das Beck-Depressionsinventar (BDI-II), ein selbst verwalteter Fragebogen, der depressive Symptome erfasst und aus 21 Multiple-Choice-Items besteht;
- die Hypomanie-Checkliste (HCL-32 R1), ein selbstverwalteter Fragebogen, der für die Erkennung von manischen und hypomanischen Symptomen angezeigt ist;

- Autismus-Spektrum-Quotient (AQ), Empathie-Quotient (EQ) und Systematisierungs-Quotient (SQ) sind selbst verwaltete Fragebögen, die von dem britischen Psychologen Simon Baron-Cohen zur Erkennung von Merkmalen entwickelt wurden, die dem Autismus-Spektrum zugeschrieben werden, insbesondere in Bezug auf die Empathiefähigkeit, den Aspekt der sozialen Kognition und das Verständnis eines regelbasierten Systems.

Eine hinreichend zuverlässige retrospektive Untersuchung durchzuführen, ist oft komplex. Viele Patienten berichten, dass sie nur verschwommene Erinnerungen an die Vorschul- und Schulzeit haben. Auch aus diesem Grund ist es nützlich, die Erzählungen der Person mit **zusätzlichen Informationsquellen** zu ergänzen. Der diagnostische Prozess für ADHS sieht nämlich, wenn möglich, die **Einbeziehung eines Familienmitglieds für ein oder mehrere Interviews** vor, das Informationen über die Kindheit des Patienten hat. Manchmal kann es nützlich sein, einen Partner einzubeziehen, um einen dritten Standpunkt hinsichtlich der vom Patienten im Erwachsenenalter berichteten Anstrengungen zu erhalten. Der Kliniker kann auch die **Schulzeugnisse** anfordern, die ein zusätzliches nützliches Element zur Identifizierung und zum Verständnis der Leistung und des Verhaltens des Patienten in der Schulzeit darstellen können

Warum sollte man einen diagnostischen Prozess für ADHS durchführen?

Die beschriebenen Merkmale der Unaufmerksamkeit und Hyperaktivität/Impulsivität können Probleme im täglichen Leben verursachen und die Lebensqualität der Betroffenen mindern. Aus diesem Grund ist es wichtig zu verstehen, ob die beobachteten Schwierigkeiten dem ADHS-Störungsbild zugeordnet werden können. Sobald die Störung erkannt ist, können Behandlungen wie Medikamente, Psychoedukation und Therapien in Betracht gezogen werden, die dabei helfen, die Symptome zu managen und die Lebensqualität zu verbessern.

Die **Auswirkungen von ADHS** im Leben der Betroffenen können Beziehungen, Arbeit und Studium betreffen. Menschen mit ADHS können aufgrund von Kommunikationsschwierigkeiten oder impulsivem Handeln Probleme haben, stabile Beziehungen aufrechtzuerhalten. Bei der Arbeit könnte es ihnen schwerfallen, Fristen einzuhalten oder sich zu konzentrieren, was zu Fehlern führen kann. In der Schule können die Neigung zur Prokrastination (Aufschieben) und die Schwierigkeit, die Aufmerksamkeit aufrechtzuerhalten, zu Misserfolgen und zum Studienabbruch führen. Trotz dieser Hindernisse können einige Menschen mit ADHS gute Ergebnisse erzielen, aber oft nur unter großen Anstrengungen. Selbst wenn sie erfolgreich sind, können sie sich frustriert fühlen, weil sie viel Energie in die Arbeit stecken und andere Lebensbereiche wie Familie oder Freizeit vernachlässigen. Menschen mit ADHS wechseln oft ihre Arbeitsstellen oder Beziehungen, weil sie sich leicht langweilen und ständig nach neuen Reizen suchen. Auch in der Freizeit und bei Hobbys können sie Schwierigkeiten haben, das Interesse aufrechtzuerhalten, und riskieren, das Begonnene nicht zu beenden. Gleichzeitig kann ADHS zu einer übermäßigen Ausübung körperlicher Aktivitäten führen, wie häufiges oder zu intensives Training.

Trotz dieser Herausforderungen haben Menschen mit ADHS oft besondere Fähigkeiten wie die Fähigkeit, sich intensiv auf eine spezifische Aktivität zu konzentrieren, was als **Hyperfokussierung** bezeichnet wird. Die Hyperfokussierung kann die Person so sehr fesseln, dass sie das Zeitgefühl und die Umwelt vergisst, aber sie kann auch zu sehr hohen Produktivitäts- und Kreativitätsspitzen führen. Wie andere Arten der Aufmerksamkeit kann auch die Hyperfokussierung trainiert werden. Auch in diesem Sinne kann eine Diagnose hilfreich sein; es ist immer wichtig, so viel Bewusstsein wie möglich über die eigenen Stärken und Schwächen zu erlangen, um die Ressourcen zu identifizieren, die als Ausgangspunkt für ein gutes Training dienen können!

Die Auswirkungen von ADHS können je nach **Risiko- und Schutzfaktoren** variieren. Faktoren wie hohe kognitive Fähigkeiten, solide soziale Netzwerke, familiäre Unterstützung und angemessene Routinen können helfen, sich besser anzupassen. Andererseits können das Vorhandensein anderer Störungen, niedrigere Intelligenz und kindliche Traumata das symptomatische Bild verschlimmern.

Menschen mit ADHS entwickeln oft **Strategien**, um den täglichen Herausforderungen zu begegnen. Einige davon sind nützlich, wie die Verwendung von Listen und Kalendern, während andere kontraproduktiv sein können, wie zwanghaftes Verhalten. Genau hier setzen **psychoedukative Programme** an: Sie hinterfragen wenig funktionale Kompensationsstrategien, um gemeinsam mit dem

Spezialisten geeignetere Strategien zu entwickeln, die das eigene Grundfunktionieren verstehen und respektieren und von den Ressourcen der Person ausgehen. Eine Diagnose von ADHS kann also Schwierigkeiten erklären und Zugang zu Behandlungen ermöglichen, die die Lebensqualität verbessern. Das Erkennen der eigenen Funktionsweise kann den im Laufe der Zeit angesammelten Leidensdruck lindern und Chancen bieten, besser zu leben, anstatt die Schwierigkeiten passiv zu erdulden.

ZUSAMMENFASSUNG

Menschen mit ADHS funktionieren anders als Menschen ohne diese Störung, was sich in einer besonderen und veränderlichen Arbeitsweise einiger Gehirnfunktionen widerspiegelt. Es ist wichtig zu verstehen, dass anders zu sein nicht bedeutet, besser oder schlechter zu sein. ADHS ist eine Funktionsweise, die symptomatisch werden kann, wenn sie die Lebensqualität und verschiedene Aspekte negativ beeinflusst. Diese Auswirkung kann entsprechend vieler Faktoren variieren, wie etwa dem Entwicklungsumfeld, der Persönlichkeit, der erhaltenen Ausbildung, der genetischen Prädispositionen und der soziokulturellen Umstände.

Die Diagnose von ADHS kann komplex sein, besonders im Erwachsenenalter. Deshalb müssen die erkennbaren Symptome und Beschwerden umfassend aufgenommen und bewertet werden. Zudem sollte die Diagnose auch den Einsatz von Screening-Tests sowie Untersuchungen zur Kindheitsgeschichte und zur möglichen Anwesenheit anderer Störungen beinhalten.

Während der Diagnose und Behandlung ist immer zu berücksichtigen, dass die Merkmale und die Symptomatik von ADHS sich im Laufe des Wachstums ändern können. Zum Beispiel nimmt die bei Kindern sichtbare Hyperaktivität im Erwachsenenalter ab und verwandelt sich in eine Art innere Unruhe. Ebenso ist es wichtig, mögliche Geschlechterunterschiede zu berücksichtigen: in Bezug auf den Zeitpunkt der diagnostischen Erfassung, die unterschiedlichen Verhaltens- und Gefühlsausprägungen, die Komorbiditäten, die unterschiedlichen Umweltanforderungen in Bezug auf Organisation und Vielfalt der Rollen sowie biologische Unterschiede. So konnte man feststellen, dass bei Frauen spätere Diagnosen, mehr Unaufmerksamkeitssymptomatik, ein längeres Bestehenbleiben der Symptome sowie höhere genetische und Umweltexpositionsschwellen die Entwicklung von ADHS wahrscheinlicher machen.

Auch wenn das Wissen um ADHS neue Möglichkeiten der Erkenntnis und Intervention eröffnen kann, kann die Akzeptanz der Diagnose schwierig sein. Einige Menschen fühlen sich als Teil einer neurodivergenten (neurodiversen) Gemeinschaft, während andere sich als fehlerhaft oder defizitär empfinden. Während der Psychoedukation wird das Wissen um die eigene Funktionsweise gefördert, indem den Menschen dabei geholfen wird, die Geschichte ihrer „Misserfolge" in einem anderen Licht zu sehen, auch die sich neu eröffnenden Möglichkeiten zu erkennen und die Integration von Stärken und Schwächen zuzulassen. Die Akzeptanz der ADHS-Diagnose wird so zu einer Grundlage, um neue kreative Wege des eigenen Erlebens zu finden, anstatt die Störung nur als eine einfache Rechtfertigung zu nutzen.

WAS SPÜRE ICH ALS ADHS-PERSON?

Chiara Colombo

Jede Person mit ADHS ist anders und kann unterschiedliche Symptome aufweisen. Ein wichtiges Merkmal der Störung, welches sowohl im Kindesalter als auch im Erwachsenenalter vorhanden zu sein scheint und fast alle Menschen mit ADHS betrifft, ist neben der Unaufmerksamkeit die **emotionale Dysregulation**. Diese emotionale Dysregulation bei ADHS könnte durch eine grundlegende Schwierigkeit im Erkennen, Wahrnehmen und Verarbeiten von Emotionen (emotionale Unter- oder Überempfindlichkeit) ausgelöst werden, bezieht sich jedoch hauptsächlich auf die Unfähigkeit, Gefühle angemessen auszudrücken und zu kontrollieren. Dies führt zu unvorhersehbaren, sehr intensiven oder übersteigerten Reaktionen im Vergleich zur Art des Reizes oder zum Ausmaß des auslösenden Ereignisses. Viele Personen mit ADHS neigen dazu, ihre Emotionen intensiver und tiefgreifender wahrzunehmen und zu erleben als andere Menschen und unverhältnismäßige Reaktionen verglichen mit der tatsächlichen Schwere eines Ereignisses zu zeigen. Sie erleben übermäßige oder plötzliche Stimmungsschwankungen, wechseln also innerhalb von wenigen Minuten oder Stunden von einem Gefühl voller Energie zu Melancholie und Müdigkeit oder umgekehrt. Oft tendieren ADHS-Betroffene dazu, schnell Wutausbrüche zu bekommen und die Kontrolle zu verlieren. Sie fühlen sich häufig reizbar, sind rasch überwältigt von Emotionen und können Frustration und Stress nur schlecht aushalten. Sie reagieren zudem immer wieder überempfindlich auf Kritik oder haben schnell das Gefühl, von anderen abgelehnt zu werden.

Die Überempfindlichkeit kann sich auch auf die Wahrnehmung äußerer Reize wie Licht, Geräusche, Gerüche und taktile Wahrnehmungen beziehen, die als außergewöhnlich stark empfunden werden. In einem solchen Fall spricht man von **sensorischer Überempfindlichkeit oder „Sensory Processing Sensitivity" (SPS)**. Eine solche hohe sensorische und emotionale Empfindlichkeit bei ADHS kann sowohl eine Herausforderung als auch eine Ressource sein. Denn: Obwohl sie im täglichen Leben Hindernisse schaffen kann, können diese Empfindlichkeiten auch die Lebenserfahrung einer Person bereichern, indem sie ihr ermöglichen, die Welt mit einzigartiger Tiefe und Intensität zu erleben. Der Schlüssel liegt darin, diese Empfindlichkeiten zu erkennen, zu verstehen, zu akzeptieren und Strategien zu entwickeln, um sie effektiv zu lenken. Ein individuell angepasster psychotherapeutischer Ansatz, der die spezifischen Bedürfnisse jeder Person berücksichtigt, kann dabei helfen, die Lebensqualität und den täglichen Umgang mit ADHS zu verbessern. Eine mögliche medikamentöse Therapie kann dabei zusätzlich unterstützen.

Ist jede Person mit ADHS hochsensibel?

Die sensorische Überempfindlichkeit (Hochsensibilität) beschreibt ein angeborenes Merkmal von intensiver Informationsverarbeitung, erhöhter Reaktivität des Nervensystems und einer hohen emotionalen Sensibilität. Dies kann sich in verstärkten emotionalen und verhaltensmäßigen Reaktionen auf sensorische Stimuli äußern.

Die sensorische und emotionale Überempfindlichkeit stellt einen bedeutenden und komplexen Aspekt im Bereich der ADHS dar. Obwohl es Überschneidungen zwischen ADHS und Hochsensibilität geben kann, weisen nicht alle Menschen mit ADHS eine emotionale und/oder sensorische Überempfindlichkeit auf, aber etwa die Hälfte. Tatsächlich können sowohl sensorische Über- als auch Unterempfindlichkeit (Hyper- bzw. Hyposensibilität) bedeutende Merkmale von ADHS bei Erwachsenen sein. Einige Forschungen legen nahe, dass diese Besonderheiten der sensorischen Verarbeitung bei Frauen ausgeprägter sein können. Einige Menschen mit ADHS können also besonders empfindlich auf äußere Reize wie intensive Lichter, Geräusche oder starke Emotionen reagieren. Sie neigen dazu, „mitzuschwingen" und können dadurch leichter von stressigen Situationen oder intensiven Emotionen überwältigt werden. Das bedeutet, das emotional sensible Menschen mit ADHS es schwieriger finden können, ihre Emotionen in Reaktion auf das, was um sie herum geschieht, zu bewältigen oder zu regulieren.

Die Symptomatik von ADHS wie die sensorische Überempfindlichkeit und emotionale Impulsivität treten oft in Kombination auf. Dies könnte bedeuten, dass sensorische Überempfindlichkeit die Wahrscheinlichkeit erhöhen kann, dass Kinder und Erwachsene mit ADHS impulsive emotionale und verhaltensbezogene Reaktionen zeigen. Zum Beispiel kann eine Person mit ADHS mit Wut reagieren, wenn es zu viele Geräusche in ihrer Umgebung gibt. Es muss jedoch betont werden, dass emotionale Dysregulation nicht immer durch sensorische Überempfindlichkeit verursacht wird. In vielen Fällen jedoch kann sensorische Überempfindlichkeit als Katalysator wirken und zu Wutausbrüchen oder sehr frustrierenden Gefühlen bei Kindern, Jugendlichen und Erwachsenen mit ADHS führen.

Es ist demnach wichtig, keine Verallgemeinerungen vorzunehmen, wenn es um ADHS und sensorische Überempfindlichkeit geht, und nochmals zu unterstreichen, dass nicht alle sensorisch empfindlichen Personen auch ADHS haben. Entsprechend der Ausprägung dieser Eigenschaft kann sensorische Überempfindlichkeit auch als ein angeborenes Temperamentmerkmal und nicht in jedem Fall als eine sensorische Verarbeitungsstörung oder eine komplexe Bedingung wie ADHS definiert werden. Es ist daher wichtig zu erkennen, dass es sich trotz der beobachtbaren Überlappungen zwischen ADHS-Symptomen und Merkmalen der sensorischen Überempfindlichkeit um zwei getrennte Einheiten handelt. Im Gegensatz zu ADHS ist Überempfindlichkeit nicht mit Dysregulation verbunden, sondern mit Bewusstsein und der Zeit, Wahrnehmungen und Reize zu verarbeiten. So könnte z.B. eine Person mit ADHS aufgrund ihrer Aufmerksamkeitsregulationsschwierigkeiten durch externe Reize leicht abgelenkt erscheinen. Eine Person mit sensorischer Überempfindlichkeit dagegen wird aufgrund der tiefen sensorischen Verarbeitung durch externe Reize abgelenkt, die Wurzeln dieser Ablenkbarkeit sind also andere. Während Überempfindlichkeit zwar ebenfalls Beziehungen, Selbstwertgefühl und Arbeitserfahrungen eines Individuums beeinflussen kann, ist sie doch nicht mit den gleichen Lern- und Exekutivfunktionskomplikationen verbunden, die oft bei ADHS gesehen werden. Somit kann es für Personen, die vermuten, dass sie eines oder beide dieser Merkmale oder Bedingungen haben, hilfreich sein, eine fachliche Abklärung als Unterscheidungshilfe in die Wege zu leiten.

Warum bin ich so gestresst?

Da die Symptome von ADHS vielschichtige und anhaltende Beeinträchtigungen in verschiedenen Lebensbereichen verursachen können, ist verständlich, dass Menschen mit ADHS vielen Stressfaktoren und daher einem hohen Stresslevel ausgesetzt sind. Stress ist eine physiologische Reaktion auf neue Situationen oder Ungleichgewichte in unserem Körper, betrifft aber auch unsere Interpretation und/oder Reaktion auf diese physiologische Antwort des Körpers. Unser Körper und unser Geist sind darauf ausgelegt, in einem Zustand der Alarmbereitschaft auf Stress zu reagieren. Wir begegnen Bedrohungen oder Herausforderungen, indem sowohl physische als auch mentale Ressourcen mobilisiert werden. Wenn jedoch der Stress chronisch wird oder das Stressempfinden ständig hoch ist, kann es zu einem Problem werden.

Diese Art von konstantem Stress kann schädliche Auswirkungen auf unser physisches, mentales und emotionales Wohlbefinden haben und in einigen Fällen zu schweren gesundheitlichen Folgen führen. Wenn wir über einen langen Zeitraum sehr gestresst sind, sind eben diese Stressreaktionen eine immer weiter wachsende Belastung für unseren Körper und unser Gehirn. Das Risiko eines Ungleichgewichts des Nerven-, Immun- und Hormonsystems ist damit erhöht. In Verbindung mit einer genetischen Anfälligkeit kann dieses Ungleichgewicht in einigen Fällen unsere Abwehr gegen Viren und Bakterien verringern und so die Entwicklung von Krankheiten fördern oder latente Autoimmunerkrankungen sowie psychiatrische Störungen aktivieren.

Auch können die Erwartungen, die eine Person über ihren Umgang mit Stress hat, ihre Reaktionen beeinflussen. Wenn jemand glaubt, die Ressourcen und Fähigkeiten zu haben, um Herausforderungen zu bewältigen, ist es wahrscheinlich, dass er mit einer widerstandsfähigeren Geisteshaltung auf Stress reagiert. Hingegen kann die Wahrnehmung, keine Kontrolle über die Umstände und die eigenen Bewältigungsstrategien zu haben, auch das Gefühl von Stress noch weiter verstärken.

Wir wissen, dass ADHS eine entwicklungsneurologische Störung ist, welche massiv eine Person darin beeinflussen kann, wie sie die Welt um sich herum wahrnimmt und mit ihr interagiert. Angesichts der tiefgreifenden Art dieser Störung kann sie verschiedene Aspekte des täglichen Lebens beeinflussen. Dies macht verständlich, dass viele Menschen, die unter der Störung leiden, oft hohen Stresslevels ausgesetzt sind. So haben Menschen mit ADHS-Symptomen – insbesondere mit Aufmerksamkeitsdefiziten – eine höhere subjektive Stresswahrnehmung und berichten, dass sie ihr Leben als unberechenbarer, unkontrollierbarer und belasteter empfinden.

Ein zentraler Aspekt von ADHS ist die verminderte Wahrnehmung von Zeit. Viele Menschen mit ADHS kämpfen mit dem Zeitmanagement, dem Aufschieben (Prokrastination) und der Wahrnehmung des Zeitverlaufs. Dies kann das tägliche Leben unberechenbar und chaotisch machen. Zum Beispiel könnten sie wahrnehmen, dass die Zeit zu schnell oder zu langsam vergeht. Diese Zeitdissonanz wird als „Dyschronie“ oder „Zeitblindheit“ bezeichnet und kann zu einem Gefühl des „Außer-synchron-Seins“ mit der umgebenden Welt beitragen. Dieses Gefühl kann weiteren Stress auslösen, da die Außenwelt nach festen Rhythmen und Fristen funktioniert. Dieses Gefühl der Disharmonie mit der Umgebung kann dazu führen, dass Menschen mit ADHS eine höhere Anfälligkeit für Stress entwickeln und langfristig eine stärkere Wahrnehmung der Stressbelastung haben. Dies ist die Folge eher dysfunktionaler Strategien des Maskierens oder Kompensierens mit dem Bestreben, in einer neurotypisch ausgerichteten Umgebung zu funktionieren.

ADHS kann die Stressreaktionen intensivieren und einen Kreislauf von Angst und Unruhe erzeugen. Die Beziehung zwischen diesen beiden Faktoren ist wechselseitig: ADHS kann Stress verursachen und gleichzeitig kann Stress die Symptome von ADHS verschlimmern. Dies kann zu Herausforderungen im Arbeitskontext führen, wo Menschen mit ADHS sich unzureichend oder unter ständigem Druck fühlen können, besonders in wettbewerbsorientierten Umgebungen. Die Performanz, d. h. der Druck, Leistungsstandards zu erreichen, ist ein weiterer Herausforderungsbereich für Menschen mit ADHS, der ihr Selbstwertgefühl beeinflusst. So können Personen mit ADHS z. B. leicht in die Spirale des „Workaholismus" fallen, also einer übermäßigen Hingabe an die Arbeit. Diese kann zu einer Obsession werden und dazu führen, dass die Betroffenen unverhältnismäßig viel Zeit und Mühe im Vergleich zu anderen Aktivitäten aufwenden und ihr Privatleben aufgeben. Die übermäßige Vertiefung in die Arbeitsaktivitäten könnte paradoxerweise die Effizienz verringern, da ständige Ablenkungen das Fokussieren auf präzise Aufgaben verhindern. Diese Situation kann Gefühle von Frustration und Unzufriedenheit bei der Arbeit erzeugen, was die Wahrscheinlichkeit von Burn-out und eines Rückgangs der Arbeitsleistung erhöht. Darüber hinaus kann das ständige Eintauchen in die Arbeit negative Auswirkungen auf die Gesundheit der Person mit ADHS haben, da der angesammelte Stress und der Mangel an Gleichgewicht zwischen dem Arbeits- und dem persönlichen Bereich zu langfristigen Gesundheitskomplikationen führen können.

Es überrascht daher nicht, dass Erschöpfungssyndrome, Depressionen, Angststörungen, Substanzmissbrauch und Schlafstörungen sehr häufige komorbide klinische Zustände bei ADHS sind. ADHS kann auch die Beziehung zwischen Eltern und Kindern beeinflussen, was zu mehr familiärem Stress führt. Es ist daher wichtig, ein solides soziales Unterstützungsnetzwerk zu haben, bestehend aus Familie, Freunden und Fachleuten, um die Herausforderungen von ADHS besser bewältigen zu können.

All die oben genannten Aspekte machen das Thema Stress zu einem Bereich von besonderem Interesse und besonderer Aufmerksamkeit in der Behandlung von ADHS. Eine genaue Diagnose von ADHS und möglicher Komorbiditäten kann auch die Tendenz des Individuums zu dysfunktionalen Strategien der Symptom-Bewältigung aufzeigen und/oder eine Entwicklung von Persönlichkeitsstrukturen, die den Selbstregulierungsprozess in Stressperioden behindern würden.

Die Kombination von psychotherapeutischer Behandlung und medikamentöser Therapie (verschrieben und überwacht von einem Psychiater) wird als die beste Behandlungsmethode für ADHS angesehen und sollte in diesem Sinne darauf abzielen, dem Individuum ein größeres Bewusstsein für sein eigenes allgemeines Funktionieren zu vermitteln, mit einer Erhöhung des Selbstwirksamkeitsgefühls in Bezug auf Veränderung, Symptommanagement und (dys-)funktionale Strategien.

Wie kann ich mich kontrollieren?

Das **Gefühl des Kontrollverlusts** ist eine häufige Empfindung bei ADHS. Dieses Gefühl beschränkt sich nicht nur auf die Fähigkeit, sich zu konzentrieren, sondern kann verschiedene Aspekte des täglichen Lebens betreffen und das Selbstwertgefühl, die Produktivität in Ausbildung und Arbeit, die zwischenmenschlichen Beziehungen sowie die emotionale Regulation betreffen. Das Gefühl des Kontrollverlustes kann für jemanden mit ADHS die Schwierigkeit bedeuten, die eigene Impulsivität zu zügeln, Reaktionen zurückzuhalten und auf Reize oder Situationen ohne angemessene vorherige Überlegung zu reagieren. Dies kann zu überstürzten Entscheidungen, impulsiven Kommentaren oder unüberlegten Entscheidungen führen, die später bedauert werden.

Ablenkbarkeit ist ein weiteres häufiges Merkmal von ADHS: Der Geist springt von einem Gedanken zum nächsten, was es schwierig macht, Aufgaben zu beenden oder die Konzentration aufrechtzuerhalten. Dieser kontinuierliche Kampf, die Konzentration zu bewahren, kann das Gefühl erzeugen, **keine Kontrolle über den eigenen Gedankenfluss** zu haben.

Wie bereits erwähnt, kann auch **emotionale Dysregulation** bei einigen Menschen mit ADHS vorhanden sein und sich als Reizbarkeit, intensive Frustration oder Gefühle emotionaler Überwältigung äußern. Die emotionale Dysregulation kann das Gefühl des Kontrollverlusts weiter intensivieren, da die betroffene Person sich nicht effizient regulieren und beruhigen kann, sondern mehr Zeit und Mühe benötigt, um wieder gelassener zu werden. Aus diesen Gründen können viele Menschen mit ADHS eine negative Selbstwahrnehmung entwickeln, sich als unfähig oder fehlerhaft erleben. Diese negative Selbstwahrnehmung und Selbstkritik können **das Gefühl, keine Kontrolle über das eigene Leben zu haben**, noch weiter verstärken.

Glücklicherweise gibt es verschiedene Methoden und Techniken, um diese Triade von Symptomen anzugehen. Problemlösungsfähigkeiten können dem Einzelnen helfen, nicht impulsiv zu reagieren, sondern sich einen Moment Zeit zu nehmen, um über Lösungen und Strategien nachzudenken und übermäßige und dysfunktionale emotionale Reaktionen zu verhindern.

Entspannung und Achtsamkeit

Bevor Emotionen effektiv reguliert werden können, ist es entscheidend, sie zu erkennen. Personen mit ADHS sollten üben zu identifizieren, was sie in einem bestimmten Moment fühlen, und versuchen, die zugrunde liegenden Ursachen zu verstehen. Die Zwerchfellatmung kann helfen, das Nervensystem zu beruhigen und die emotionale Reaktivität zu reduzieren. In Momenten von Stress oder Überlastung kann es einen großen Unterschied machen, sich einen Moment Zeit zu nehmen, um tief und langsam zu atmen. Die besten Ergebnisse können durch progressives Entspannungstraining und die Praxis der Meditation, insbesondere Achtsamkeitsübungen, erzielt werden. Die Achtsamkeitspraxis unterstützt Menschen dabei, Ablenkungen zu bemerken und in den gegenwärtigen Moment zurückzukehren, ihre Gedanken und Emotionen urteilsfrei zu beobachten. Dies kann Menschen mit ADHS helfen, ein stärkeres Bewusstsein für ihre Reaktionen zu entwickeln, ruhiger und kontrollierter zu reagieren sowie ihre Selbstwirksamkeit zu stärken, indem sie bemerken, wann sie abgelenkt sind, und ihre Konzentration trainieren. Die kognitive Umstrukturierung wird oft in der kognitiven

Verhaltenstherapie geübt und beinhaltet die Identifizierung und Infragestellung von negativen oder verzerrten Gedanken, die zu übermäßigen emotionalen Reaktionen, Selbstkritik und der Entwicklung von dysfunktionalen Selbstüberzeugungen beitragen können, die wiederum Selbstwertprobleme verursachen können.

Time-out

Eine weitere Technik zur Emotionsregulierung ist es, sich eine Auszeit (Time-out) von emotionalen Auslösern (Triggern) zu nehmen, indem man sich von der Situation oder der Stressquelle entfernt. Dies bietet die Möglichkeit, sich zu beruhigen und zu reflektieren, bevor man reagiert.

Strategien zum Zeitmanagement

Die Wahrnehmung und das Management von Zeit können besonders herausfordernd für Menschen mit ADHS sein. Sie haben häufig Schwierigkeiten abzuschätzen, wie viel Zeit eine Aufgabe benötigt, und es fällt ihnen schwer, Fristen einzuhalten. Dies kann zu einem Gefühl des ständigen Zuspätkommens oder Überwältigtseins führen und die Wahrnehmung eines Kontrollverlustes verstärken. Um die „Zeitblindheit" besser zu verstehen, könnte es hilfreich sein, sie mit Farbenblindheit zu vergleichen: Eine farbenblinde Person weiß, dass es verschiedene Farben gibt, kann sie aber nicht unterscheiden. Ähnlich ist sich eine Person mit ADHS der Bedeutung von Zeit bewusst, hat aber Schwierigkeiten, deren Verlauf zu erfassen und sie zu managen. Eine Routine und Struktur zu haben, kann Angst und Frustration reduzieren, potenzielle emotionale Ausbrüche verhindern und Zeitmanagementtechniken auch für die Emotionsregulierung wirksam machen. Die kognitive Verhaltenstherapie kann helfen, Stressmanagementfähigkeiten zu entwickeln und Routinen zu erstellen, die den Alltag erleichtern. Die Verwendung von Hilfsmitteln wie Kalendern und Planung kann dabei unterstützen, eine Struktur aufrechtzuerhalten. Selbstbewusstsein und das Bewusstsein für die eigenen Bedürfnisse sind entscheidend, um die Strategien zu finden, die am besten für die betreffende Person funktionieren.

Darüber hinaus kann mit zunehmendem Alter die Schwierigkeit im Zeitmanagement Auswirkungen auf zwischenmenschliche Beziehungen haben. Zum Treffen zu spät zu kommen oder einen Termin zu vergessen, könnte als Mangel an Respekt oder Interesse an der anderen Person interpretiert werden. Diese Verwechslung zwischen aufrichtigen Absichten und scheinbar nachlässigen Handlungen kann tiefe emotionale Wunden verursachen, sowohl für die Person mit ADHS als auch für diejenigen, die ihr nahestehen.

Body Doubling

Aus diesem Grund kann es helfen, sich mit anderen zu verbinden und sozialen Rückhalt zu finden, indem man mit Freunden, Familienmitgliedern oder Therapeuten spricht, um Emotionen zu verarbeiten und Feedback sowie externe Perspektiven zu erhalten. Andere (Eltern, Geschwister, Lehrer, Tutoren) um Hilfe zu bitten, gilt als wichtiger Faktor, um Stress und das Gefühl der Unkontrollierbarkeit zu bewältigen.

„Body Doubling“ ist eine Technik, die oft verwendet wird, um Menschen mit ADHS dabei zu helfen, sich zu konzentrieren und Aufgaben zu erledigen. Sie basiert auf dem Prinzip, dass das physische Vorhandensein einer Person im selben Raum die Produktivität und Fokussierung der Person mit ADHS steigern kann, selbst dann, wenn diese nicht direkt interagiert oder an derselben Aufgabe arbeitet.

Eine Person in der Nähe zu haben, kann das Gefühl der Isolation verringern und eine emotional regulierende, beruhigende und ermutigende Wirkung haben. Auch wenn die Person die Arbeit nicht direkt überwacht, kann allein die Anwesenheit motivieren, konzentriert zu bleiben und Ablenkungen zu vermeiden. Dies kann besonders nützlich für Menschen mit ADHS sein, die oft mit emotionaler Dysregulation kämpfen und sich überwältigt oder frustriert fühlen, wenn sie allein vor einer Aufgabe stehen. Eine Routine und Struktur zu haben, kann für jeden hilfreich sein, aber es ist besonders vorteilhaft für Menschen mit ADHS. Body Doubling kann ein Teil dieser Routine werden und so dem Gehirn signalisieren, dass es Zeit ist zu arbeiten oder sich zu konzentrieren. Wenn die Aufgabe abgeschlossen ist, könnte die Person ihren Erfolg mit dem „Body Double“ teilen, was eine weitere Beruhigung oder Bestätigung bietet. Diese Technik kann vor allem nützlich sein, wenn man sich mit Aufgaben befasst, die besonders herausfordernd oder langweilig sind. Wie jede Strategie funktioniert Body Doubling möglicherweise nicht für jeden. Es ist wichtig, verschiedene Techniken und Strategien auszuprobieren, um zu sehen, was am besten für den Einzelnen funktioniert.

Sport und Bewegung

Sport spielt eine grundlegende Rolle zur Wahrnehmung von mehr Kontrolle und Stressmanagement bei ADHS. Er bietet eine wirksame Unterstützung bei der Bewältigung der Symptome. Menschen mit ADHS können hohe Stress- und Spannungsniveaus erleben und körperliche Aktivität ist eine große Hilfe, um sie zu lindern. Tatsächlich kann körperliche Bewegung helfen, Stress zu reduzieren und die Stimmung zu verbessern, was sie auch zu einer ausgezeichneten Strategie für die Emotionsregulierung macht. Während des Trainings setzt der Körper Endorphine frei, auch bekannt als Glückshormone, die als starke Antistressmittel wirken, die Stimmung aufhellen und den Stresszustand reduzieren. Regelmäßige körperliche Aktivität kann auch die Konzentration erhöhen und die Fähigkeit verbessern, sich auf spezifische Aufgaben zu konzentrieren. Die Wahl einer Art von körperlicher Aktivität, die Spaß macht, erhöht die Wahrscheinlichkeit, langfristig dabeizubleiben und die Aktivität somit als ein wirksames Element im Stressmanagement zu etablieren. Sportarten, die zu einer Verbesserung der ADHS-Symptome führen können, sind u. a. Reiten, Schwimmen, Kampfkünste, Fechten, Tennis und Klettern.

ADHS und Ernährung

Der Kontrollverlust bei Menschen mit ADHS kann auch im Verhältnis zum Essen wahrgenommen werden: Tatsächlich haben ADHS und Essstörungen eine komplexe Beziehung zueinander. Viele Menschen mit ADHS haben Schwierigkeiten, ihre Nahrungsaufnahme zu regulieren, und zeigen Probleme wie Essanfälle oder unregelmäßige Essmuster. Die Ernährung kann eine wichtige Rolle beim Umgang mit den ADHS-Symptomen spielen und eine wertvolle Unterstützung für die therapeutische Behandlung darstellen (siehe dazu auch S. 214, „Sollte ich auf meine Ernährung achten?“).

In diesem Zusammenhang gibt es zunehmend Beweise, die eine Verbindung zwischen Ernährung und ADHS nahelegen, nämlich, dass bestimmte Lebensmittel Auswirkungen auf die Symptome haben können. Lebensmittel und Nahrungsergänzungsmittel können das Verhalten beeinflussen, wie die Effekte von Koffein und Zucker auf Stimmung und Aufmerksamkeit zeigen. Es ist daher wichtig, sich mit Gesundheitsfachkräften zu beraten, um einen individuellen Ernährungsplan zu erstellen und so die Symptomreduktion zu unterstützen. Es wird vorgeschlagen, Zusatzstoffe, Konservierungsstoffe und künstliche Farbstoffe zu reduzieren und die Aufnahme nahrhafter Lebensmittel zu erhöhen. Zu vermeidende Lebensmittel sind daher hochverarbeitete, zuckerhaltige Produkte und solche mit künstlichen Konservierungsstoffen und Farbstoffen, da diese die ADHS-Symptome verschlimmern können. Es wird auch empfohlen, Stimulanzien wie Kaffee, Teein und Taurin (u. a. vorhanden in bestimmten Fisch- und Fleischsorten) zu vermeiden. Zucker in übermäßiger Menge kann Unruhe verursachen und verstärken. Über einen Einfluss von Lebensmittelfarben wird in diesem Zusammenhang kontrovers diskutiert, jedoch deuten einige Studien auf eine Verbindung hin. Bei Kindern mit ADHS wird zu einer ausgewogenen Ernährung mit Obst, Gemüse, Vollkornprodukten und magerem Eiweiß geraten. Lebensmittel, die viel Omega-3-Fettsäuren enthalten, sind ebenfalls sehr vorteilhaft. Eine kürzlich durchgeführte Studie legt nahe, dass die mediterrane Kost das Risiko von ADHS bei Kindern reduzieren kann. Auch die Keto-Diät, reich an Fetten und arm an Kohlenhydraten, wird auf ihre potenziellen Vorteile bei ADHS untersucht. Für Erwachsene sind auch Organisation und Mahlzeitenplanung wesentlich: Ziele für die Ernährung zu definieren, ausgewogene Mahlzeiten zu planen, frische Zutaten auszuwählen, sich im Voraus vorzubereiten, Portionen zu überwachen und gesunde Fette einzubeziehen, können bei der Verwaltung der ADHS-Symptome und der allgemeinen Verbesserung des Wohlbefindens helfen.

Was die Einnahme von Nahrungsergänzungsmitteln wie Vitaminen, Mineralien und Kräutern betrifft, so können diese Medikamente nicht ersetzen, aber sie können sicherlich in Kombination mit diesen eine wertvolle Unterstützung für die Behandlung von ADHS zusammen mit einer ausgewogenen Ernährung darstellen. Ein Nahrungsergänzungsmittel kann essenzielle Nährstoffe liefern, die oft nicht allein über die Ernährung zu decken sind. Zu den für Menschen mit ADHS sinnvollen Nahrungsergänzungsmitteln gehören:

- Omega-3-Fettsäuren: nützlich bei Hyperaktivität und Aufmerksamkeitsdefizit; empfohlene Tagesdosis: 1000–2000 mg EPA plus DHA;
- Phosphatidylserin: abgeleitet von Omega-3, nützlich bei der Zellsignalisierung;
- Magnesium: hilft zur Beruhigung der Hyperaktivität;
- Zink: ist an der Regulierung des Neurotransmitters Dopamin beteiligt und beugt oxidativem Stress vor;
- Eisen: essenziell für das Gehirn, kann die Symptome von ADHS verbessern;
- Multivitamine und Minerale: einige Kombinationen haben sich als wirksam für ADHS erwiesen;
- Inosit: hilft gegen Unruhe und Angst;
- Ginkgo biloba: verbessert kognitive Funktionen und kann die Aufmerksamkeit bei Kindern mit ADHS verbessern.

Nahrungsergänzungsmittel (siehe auch S. 214, „Sollte ich auf meine Ernährung achten?“) können Vorteile bieten, haben aber nicht die sofortige Wirkung von Medikamenten und sollten nach einigen Monaten der Anwendung bewertet werden. Es wird immer empfohlen, vor der Einnahme einen Arzt zu konsultieren.

Fühlen Menschen ohne ADHS anders?

„**Neurodiversität**“ ist ein Konzept, das ursprünglich aus der autistischen Gemeinschaft stammt. Inzwischen wird es auch in einem breiteren Kontext verwendet, um sich auf Individuen zu beziehen, deren neurologische Muster auf eine Art und Weise funktionieren, die von dem, was allgemein als Norm betrachtet wird, abweicht. Der Begriff wird oft im Gegensatz zu „neurotypisch“ verwendet, was sich auf Personen mit als typisch betrachteten neurologischen Mustern bezieht.

Die Idee der Neurodiversität basiert auf der Anerkennung, dass neurologische Vielfalt eine natürliche und wertvolle Variante der menschlichen Biologie ist. Anstatt bestimmte Zustände oder Behinderungen als krankhaft zu betrachten, die korrigiert oder geheilt werden müssen, unterstützt der neurodiverse Ansatz die Akzeptanz, das Verständnis und die Anpassung an die unterschiedlichen Bedürfnisse und Fähigkeiten jedes Einzelnen. Das Konzept der Neurodiversität fördert Akzeptanz und Inklusion und betont die Idee, dass es nicht den einzigen „richtigen“ Weg gibt, ein Gehirn zu nutzen oder in der Welt zu leben. Vielmehr feiert Neurodiversität die Vielfalt und Komplexität menschlicher Erfahrungen. Sie erkennt somit an, dass jede Person einen einzigartigen Wert hat, unabhängig von ihrer Neurologie.

Menschen mit ADHS, die als neurodivergent eingestuft werden, können die Welt anders wahrnehmen und mit ihr interagieren als neurotypische Menschen oder solche ohne ADHS. Tatsächlich tendieren neurotypische Personen dazu, eine vorhersehbarere und stabilere Aufmerksamkeitsfähigkeit zu haben und sich auch auf langweilige oder sich wiederholende Aufgaben konzentrieren zu können. Sie zeigen in der Regel eine größere Selbstkontrolle und handeln wahrscheinlich weniger impulsiv. Sie weisen nicht die typischen Anzeichen von Hyperaktivität auf, die mit ADHS verbunden sind. Neurotypische Personen können auch sensibel sein, besitzen jedoch eine relativ einheitliche Toleranz gegenüber Reizen und eine stabilere Stimmungsregulation. Sie haben üblicherweise weniger Schwierigkeiten bei der Organisation, der Planung und dem Zeitmanagement. Es ist wichtig zu beachten, dass das Erleben von ADHS (und Neurodiversität im Allgemeinen) zwischen den Menschen stark variiert. Nicht alle mit ADHS werden dieselben Schwierigkeiten oder Erfahrungen haben, genauso wie nicht alle neurotypischen Personen über dieselben Fähigkeiten oder Erfahrungen verfügen. Die Bezeichnungen „neurodivers" und „neurotypisch" sollten also nicht als starr angesehen werden, sondern als eine Möglichkeit, die Unterschiede in der Neurologie und den Lebenserfahrungen der Menschen zu verstehen.

ZUSAMMENFASSUNG

In diesem Kapitel haben wir das Thema der hohen emotionalen und sensorischen Sensibilität bei ADHS behandelt. Eine Person mit ADHS zu sein, bedeutet, einer Vielfalt von Herausforderungen durch emotionale Dysregulation zu begegnen. Diese Dysregulation führt zu Schwierigkeiten beim Erkennen, Wahrnehmen und Lenken von Emotionen, die zu übertriebenen oder unangemessenen Reaktionen führen können. Menschen mit ADHS erleben Emotionen häufig intensiver als andere, mit plötzlichen Stimmungswechseln und unverhältnismäßigen Reaktionen auf Situationen, die sich in Wutausbrüchen, Kontrollverlust, Reizbarkeit und Schwierigkeiten bei der Bewältigung von Stress und Frustration äußern können. Die hohe sensorische und emotionale Sensibilität bei ADHS stellt eine Herausforderung, aber auch eine Ressource dar. Einerseits kann sie im täglichen Leben Schwierigkeiten verursachen, andererseits kann sie die Lebenserfahrung durch eine tiefere und intensivere Wahrnehmung der Welt bereichern.

Die sensorische Hypersensibilität, die eine intensive Informationsverarbeitung und eine höhere emotionale Reaktivität beinhaltet, ist ein Merkmal, das bei ADHS gehäuft auftritt, aber nicht bei allen Personen mit dieser Störung vorhanden ist. Sowohl Hypersensibilität als auch Hyposensibilität (also eine Unterempfindlichkeit, bei der die Informationen aus der Umwelt nur unzureichend an das Gehirn weitergeleitet werden) sind bei ADHS möglich; insbesondere Hypersensibilität kann bei Frauen mit ADHS häufiger sein. Um diese Sensibilitäten bei ADHS effektiv zu bewältigen, benötigen wir Wissen, Verständnis und Akzeptanz sowie die Entwicklung von personalisierten Strategien durch Psychotherapie. Auch die Unterstützung durch eine medikamentöse Therapie kann nützlich sein, um die Lebensqualität und die täglichen Herausforderungen mit ADHS zu verbessern.

Menschen mit ADHS können eine Wahrnehmung des Kontrollverlusts erleben, die verschiedene Aspekte ihres Lebens beeinflusst, wie Selbstwertgefühl, berufliche und schulische Effizienz, Beziehungen und emotionale Regulation. Dieser Kontrollverlust manifestiert sich in Impulsivität, Ablenkbarkeit und emotionaler Dysregulation, was zu überstürzten Entscheidungen und einem Gefühl der Ineffektivität führt. Es gibt jedoch verschiedene Techniken, um diese Symptome zu bewältigen, wie Übungen zur Entspannung, Achtsamkeit und emotionalen Regulation. Kognitive Verhaltenstherapie, Selbstbewusstsein und die Strukturierung von täglichen Routinen sind nützlich, um Stress und das Gefühl des Kontrollverlusts zu meistern. Darüber hinaus können soziale Unterstützung, körperliche Aktivität und eine ausgewogene Ernährung, einschließlich spezifischer Nahrungsergänzungsmittel, Menschen mit ADHS helfen, eine größere Fähigkeit zu entwickeln, ihre Reaktionen zu managen und die Lebensqualität zu verbessern.

Im Zusammenhang mit ADHS spielt auch die Neurodiversität, also die Abweichung von dem, was als neurotypisch, als „Standard" angesehen wird, eine große Rolle. Neurodiversität betont neurologische Vielfalt als einen natürlichen und positiven Aspekt der menschlichen Evolution. Dieses Konzept fördert Akzeptanz und Inklusion und lehnt die Idee ab, dass es nur den einen „richtigen" Weg der Gehirnfunktion gibt. Es betont die Wichtigkeit, sich an individuelle Bedürfnisse anzupassen, anstatt neurologische Unterschiede zu „korrigieren". Neurodiversität wertschätzt alle menschlichen Erfahrungen und erkennt an, dass jede Person, unabhängig von ihrer Neurologie, einen ganz individuellen Wert hat.

WIE DENKE ICH ALS ADHS-PERSON?

Chiara Colombo

Die meisten Erwachsenen mit ADHS haben schon immer das Gefühl gehabt, dass sie anders denken als andere. Auch wenn wir alle (mit oder ohne ADHS) hin und wieder in unseren Gedanken gefangen sein können, wenn wir uns Sorgen machen, grübeln und nachdenken, neigen Menschen mit ADHS dazu, sich besonders leicht in diesen Gedankentunneln zu verfangen. Wie wir wissen, kann ADHS als Neurodiversität viele Schwierigkeiten mit sich bringen, aber auch viele Kompensationspotenziale bereitstellen.

Wir neigen dazu, die „mentale Landschaft" von ADHS als chaotisch und mit kurvenreichen und diskontinuierlichen Verläufen zu betrachten, da die Leistung und Produktivität meist andauernd von unvorhersehbaren Schwankungen beeinflusst werden, sowohl positiv als auch negativ. Menschen mit ADHS erleben sich in einer Gegenwart, in der sie Schwierigkeiten haben, sich des Zeitablaufs bewusst zu bleiben, d. h., aus ihren Erfahrungen zu lernen oder in die Zukunft zu blicken, um die unvermeidlichen Konsequenzen ihrer Handlungen zu sehen. Dies führt dazu, dass sie häufig bei der Organisation und Priorisierung von Aufgaben oder bei der Planung und sequenziellen Bearbeitung von Teilaufgaben versagen – mit allen Konsequenzen, die diese Verhaltensweisen und Erlebnisse mit sich bringen.

Aufgaben in der neurotypischen Welt haben einen Anfang, eine Mitte und ein Ende. Menschen mit ADHS dagegen wissen z. B. häufig nicht, wo und wie sie eine Aufgabe beginnen sollen, sie könnten mittendrin eintauchen und in alle Richtungen gleichzeitig arbeiten. So wird die Organisation, wenn vielleicht auch nur im Kopf, zu einer untragbaren Herausforderung, was zu einem Gefühl der Überlastung führt. Aus diesen und anderen Gründen glauben wir, dass Menschen mit ADHS intensiver leben als neurotypische Menschen und dass sie trotzdem eine viel geringere Lebensqualität wahrnehmen. Zudem neigen Betroffene zu einer niedrigen Toleranzschwelle für äußeren sensorischen Input, da ihre fünf Sinne und ihre Gedanken immer auf „hoher Lautstärke" sind. Wir können also annehmen, dass die kognitive Verarbeitung bei ADHS aufgrund sensorischer, emotionaler und/oder kognitiver Erfahrungen häufig überlastet ist, gerade weil die gefühlte Intensität so hoch ist.

Allerdings ist es passender, die Aufmerksamkeit nicht als ein Defizit von ADHS zu definieren, sondern viel eher als eine Art von ständiger Dysregulation: Manchmal ist die Aufmerksamkeit in Tagträumen, Grübeln oder Nachdenken gefangen, manchmal in Hyperfokussierung und manchmal ist sie mit vier oder fünf Aufgaben gleichzeitig beschäftigt – so, als würden wir versuchen, uns in einem Computer mit 15 offenen Fenstern zurechtzufinden und nicht feststellen können, woher die Musik kommt, die wir im Hintergrund hören.

Spiegeln diese Beispiele Ihre Erfahrung wider? Da die Ausdrucksformen von ADHS von Person zu Person sehr stark variieren können, kann Ihr Erleben aber auch ganz anders sein. In diesem Kapitel werden wir versuchen, die Denkweisen bei ADHS auch durch angrenzende Themen zu erklären. Darüber hinaus möchten wir ein sehr wichtiges Konzept vermitteln: eine integrierte und individualisierte Behandlung, welche entscheidend ist, um uns in der Erkenntnis unserer persönlichen ADHS-Erfahrung zu leiten. Denn die Wahrnehmung und das „Schicksal" der Erfahrungen, die wir gerade beschrieben haben (und die Sie vielleicht selbst erlebt haben), können vorhersehbarer werden, können in funktionalere Richtungen der Veränderung gehen, können als Ressourcen neu bewertet oder von uns selbst als Teil unserer einzigartigen Funktionsweise akzeptiert werden. Eine Funktionsweise, die wir immer besser verstehen, anpassen und stärken können.

Ist jede Person mit ADHS begabt?

Wenn wir den Begriff „begabt" auf intellektuelle Begabung oder Hochbegabung beziehen, können wir sagen, dass es keine einheitliche und allgemein akzeptierte Definition gibt. Zunächst ist Hochbegabung an sich keine Störung, daher gibt es keine spezifischen Kriterien, um „begabte" Personen zu identifizieren, sondern nur Hinweise, die uns in dieser Richtung Orientierung geben könnten. Die Beziehung zwischen Hochbegabung und ADHS ist komplex und umstritten, aber oft ist diese Gleichzeitigkeit in den klinischen Bildern, denen wir begegnen, vorhanden.

ADHS nur als eine Neuroentwicklungsstörung zu definieren, ist eine Vereinfachung. Wie wir im nächsten Abschnitt näher erläutern werden, sollte man ADHS im Rahmen der Neurodiversität betrachten und mithilfe eines inklusiven Ansatzes darauf abzielen, die Potenziale des Einzelnen zu identifizieren und so seine Anpassung an die Umgebung zu erleichtern. Personen mit ADHS können einzigartige Fähigkeiten und Talente haben, aber ADHS selbst kann nicht als eine Form der intellektuellen Begabung angesehen werden.

ADHS ist, wie wir wissen, hauptsächlich durch Aufmerksamkeitsprobleme, Hyperaktivität, Impulsivität und Schwierigkeiten in der exekutiven Funktion gekennzeichnet – alles Faktoren, die das Lernen behindern können und daher kontraintuitiv mit einer intellektuellen Begabung assoziiert werden könnten. Es ist also interessant festzustellen, dass ADHS und intellektuelle Begabung sich trotzdem sehr ähnlich darstellen und auch in derselben Person vorliegen können.

Es wird geschätzt, dass etwa 50 % der hochbegabten Kinder auch Symptome von ADHS aufweisen können, was sie „doppelt außergewöhnlich“ macht. Beide Kategorien teilen trotz ihrer spezifischen Schwierigkeiten viele Ähnlichkeiten. Bei hochbegabten Kindern mit ADHS sind die Symptome der Unaufmerksamkeit im Allgemeinen weniger ausgeprägt als bei normal begabten Kindern mit derselben Diagnose. Die Niveaus der Impulsivität und Hyperaktivität sind jedoch bei beiden Gruppen ähnlich. Insgesamt sind bei hochbegabten Kindern mit ADHS ähnliche ADHS-Symptome wie bei normal begabten Kindern zu beobachten. In einigen spezifischen Unterbereichen von ADHS zeigen hochbegabte Kinder mit der Störung ausgeprägtere Merkmale wie eine geringere Modulation der motorischen und verbalen Aktivität und eine geringe Tendenz, vor dem Antworten auf Fragen nachzudenken. Dies deutet darauf hin, dass, obwohl die allgemeinen Symptome von ADHS ähnlich sein können, die spezifischen Manifestationen je nach intellektueller Begabung variieren können.

Trotz dieser Überschneidungen können wir sagen, dass nicht alle Personen mit ADHS automatisch begabt sind; umgekehrt können einige begabte Kinder auch ADHS haben. Es bleibt jedoch dringend empfohlen, spezifische Fragen an einen erfahrenen und spezialisierten

Kliniker zu richten, der eine Bewertung und einen Behandlungsvorschlag bieten kann, um die Funktion und Anpassungsleistungen der Person zu verbessern.

Denken Menschen mit ADHS anders?

Stellen Sie sich vor, Ihr Gehirn wäre wie ein Radio, das ständig den Sender wechselt. In einem ADHS-Gehirn sind die Ideen, Gedanken und Interessen wie verschiedene Lieder, die gleichzeitig spielen. Manchmal kann es schwierig sein, sich auf eine einzige Station einzustellen und sich darauf zu konzentrieren. Ihr Geist ist ständig in Bewegung, voller Energie und Neugier, aber das kann die Planung und Konzentration auf spezifische Aufgaben zu einer harten Herausforderung machen. Die Verbindungen in Ihrem Gehirn könnten wie ein komplexes Netzwerk erscheinen, mit Gedanken, die schnell und unvorhersehbar von einem Punkt zum anderen springen. Dies kann zu Momenten kreativer Produktivität führen, aber auch zu Zeiten, in denen Ihr Geist wie ein großes Chaos erscheint und gleichzeitig an tausend verschiedenen Orten zu sein scheint.

Wir alle, neurodiverse und neurotypische Menschen, verwenden eine Reihe kognitiver Prozesse, die uns im Alltag ermöglichen, das Denken zu organisieren, unangemessenes Verhalten zu unterdrücken, Emotionen zu regulieren, Aufmerksamkeit und Gedächtnis zu modulieren. Diese Prozesse werden „exekutive Funktionen" genannt und sind entscheidend für kognitive und verhaltensbezogene Kontrolle.

Die grundlegenden exekutiven Funktionen sind:

- **Planung:** die Fähigkeit, sequenzielle Schritte zu entwerfen und zu organisieren, um ein spezifisches Ziel zu erreichen;

- **Emotionsregulation:** die Fähigkeit, eigene Emotionen zu steuern und angemessen auf emotionale Situationen zu reagieren;
- **Hemmung:** die Fähigkeit, Impulse, Verhaltensweisen oder unangemessene automatische Reaktionen zu hemmen oder zu kontrollieren;
- **selektive Aufmerksamkeit:** die Fähigkeit, die Aufmerksamkeit auf bestimmte Reize zu fokussieren und Ablenkungen zu ignorieren;
- **Arbeitsgedächtnis:** die Fähigkeit, Informationen vorübergehend zu behalten und zu verwenden, die für die Durchführung komplexer Aufgaben erforderlich sind;
- **kognitive Flexibilität:** die Fähigkeit, das Denken anzupassen und die Strategie angesichts neuer Informationen oder Situationen zu ändern.

Genau diese Gruppe von Prozessen wird durch die Dysregulation (also die mangelnde Fähigkeit, emotionale Reaktionen adäquat zu steuern) bei ADHS gestört. Nach dem Psychologen Russell Barkley fällt es Menschen mit ADHS tatsächlich schwer, die Aufmerksamkeit zu steuern und zu modulieren. Sie haben also Probleme mit der Selbstregulation und der Fähigkeit, den Fokus von einer Aufgabe zur anderen zu verschieben. Sie haben oft Schwierigkeiten mit dem Arbeitsgedächtnis und der Kontrolle ihres eigenen Verhaltens. Es wird angenommen, dass aus neurologischer Sicht eine mangelnde Regulation von Dopamin (ein Neurotransmitter in unserem Gehirn) an der Basis von ADHS steht und dass dies ein Schlüsselfaktor in den beobachteten Regulierungsschwierigkeiten in Bereichen wie Aufmerksamkeit, Motivation und Belohnung darstellt.

Diese Dysregulation ist hauptsächlich auf eine unterschiedliche Art der kognitiven Funktionsweise zurückzuführen. Dementsprechend können die mit ADHS assoziierten Denkweisen, abhängig vom Grad der Regulation oder Dysregulation, verschiedene Vorteile und/oder Nachteile bieten. Als Vorteil könnte angesehen werden, dass sich schnelles Denken und Problemlösungsfähigkeiten im divergenten (also unsystematischen, offenen, spielerischen) Denken, das oft bei Menschen mit ADHS vorherrscht, verstärken. Eine gut kompensierte Person mit ADHS (also eine Person, die mit den Umständen bestmöglich umgeht) könnte also z.B. einen Strom von einfallsreichen und kreativen Lösungen zur Bewältigung von Herausforderungen und Problemen produzieren. Erinnern Sie sich vielleicht an die Fernsehserie „MacGyver“? Diese sehr erfinderische Figur, die in der Lage war, Werkzeuge aus wenigen ungewöhnlichen Elementen herzustellen, mit denen sie sich und andere in extremen Situationen retten konnte. Tatsächlich ist das divergente Denken genau dieser Prozess, der es uns ermöglicht, alternative Wege zu beschreiten und originelle Lösungen für ein Problem zu finden. Es wird angenommen, dass divergentes Denken auch der Prozess ist, der der Kreativität zugrunde liegt.

Weitere Potenziale, die wir bei ADHS erleben können, sind die Denkweisen, die wir als **Hyperfokussierung** und **„abschweifenden Geist“** (Mind-Wandering, siehe dazu auch S. 65, „Was sind die Symptome bei Frauen“) bezeichnen. Ist es Ihnen jemals passiert, dass Sie so in eine Aktivität vertieft waren, dass Sie alles um sich herum vergessen haben? Dieses Phänomen ist als Hyperfokussierung bekannt, ein Zustand sehr intensiver Konzentration und ein charakteristisches Merkmal von ADHS. Ihr Gehirn kann fokussiert auf eine einzige Aufgabe sein und diese mit erstaunlicher Geschwindigkeit abschließen. Dieser Aspekt von ADHS kann sich in ein mächtiges Werkzeug verwandeln, wenn es darum geht, persönlichen Leidenschaften zu folgen oder sich tief in Aufgaben zu vertiefen, die echtes Interesse wecken. Interessanterweise ist es manchmal gerade die Tendenz zum Aufschieben, die diese Hyperfokussierung auslöst, gefolgt von einer Schwierigkeit, sich auf Dinge zu konzentrieren, die nicht besonders interessant sind. Während also eine neurotypische Person sich leicht in eine zugewiesene Aufgabe vertiefen kann, könnte jemand mit ADHS in einem „Tunnel" von ungewöhnlichen Youtube-Videos verloren gehen, sobald er mit der Notwendigkeit konfrontiert wird, eine langweilige Aufgabe anzugehen. Erst wenn die Frist sehr nahe rückt, könnte er die Konzentration finden, den Auftrag in wenigen Minuten abzuschließen – oder aber er beendet ihn überhaupt nicht. In anderen Fällen können Menschen mit ADHS stundenlang intensiv auf eine Aktivität konzentriert verbringen, ohne die Zeit wahrzunehmen, andere umgebende Reize ignorierend. Dies steht im starken Kontrast zu neurotypischen Personen, die in der Regel keine Schwierigkeiten haben, Prioritäten zu setzen und Aufgaben zu erledigen.

Bei Personen mit ADHS neigt das Gehirn also natürlicherweise dazu, von einem Gedanken zum anderen zu springen. Dies macht Betroffene zu divergenten, nicht-linearen Denkern, die oft wenig empfindsam für das Verstreichen der Zeit sind, häufig abschweifen und den Fluss der Gedanken oder begonnener Handlungen nicht abschließen. Daher rühren die Probleme mit dem Arbeitsgedächtnis und mit der Aufmerksamkeitsregulierung, einschließlich der Fähigkeit, von einer Aufgabe zur anderen zu wechseln. Hyperfokussierung und geistiges Vagabundieren sind auch als „sekundäre" Symptome definiert, da ihre mangelnde Regulierung dazu führen kann, dass das Individuum nicht so funktioniert, wie es möchte.

Warum verstehen mich andere Menschen nicht?

Neurodiversität/Neurodivergenz bezieht sich auf die Einzigartigkeit der Gehirnfunktion einiger Menschen, die sich von den als konventionell oder typisch betrachteten Mustern unterscheidet. Diese Vielfalt tritt in verschiedenen Formen auf, einige offensichtlicher und andere subtiler. Neurodivergente Menschen besitzen oft einzigartige Fähigkeiten und können somit für die Gesellschaft bedeutende Beiträge hervorbringen. Es ist entscheidend, Neurodiversität zu erkennen und wertzuschätzen, indem die Inklusion dieser Menschen in allen Bereichen des sozialen Lebens gefördert wird.

Wie wir wissen, ist ADHS eine Neurodiversität, die Schwierigkeiten im Umgang mit Gedanken, Aufmerksamkeit, Verhalten und Emotionen mit sich bringt. Menschen mit ADHS können unruhig oder leicht ablenkbar erscheinen, neigen aber auch dazu, eine scharfsinnige Problemlösungsfähigkeit und eine sehr lebendige Energie zu haben. Das Konzept der Neurodiversität hilft uns, Folgendes zu verstehen: Menschen mit ADHS haben hohe Potenziale, die entwickelt werden können, die aber oft nicht gesehen werden. Das kann an einer fehlenden Anpassung an die neurotypische Umgebung liegen oder an sehr anstrengenden Kompensationsstrategien wie dem Perfektionismus. Menschen mit ADHS haben oft ein geringes Selbstwertgefühl oder eine Wahrnehmung von sich selbst als begrenzt oder unzuverlässig. Diese Wahrnehmung resultiert nicht nur aus den Schwierigkeiten, die sie täglich erleben, sondern kommt auch und vor allem daher, dass sie oft mit einer nicht-inklusiven Umgebung konfrontiert sind, die ihre Funktionsmerkmale oder Produktivitätsschwankungen nicht berücksichtigt. Eingebunden in eine Welt, die für alle passen muss, bleibt ihnen nichts anderes übrig, als die Erwartungen, die andere Menschen an sie haben, nicht zu erfüllen.

Wie die Symptome von ADHS von Person zu Person variieren können, so kann auch die Art und Weise, wie jede Person ihre Gedanken verarbeitet, erheblich variieren. Hier sind einige praktische Beispiele, wie Schwierigkeiten in den exekutiven Funktionen die Denkweise bei ADHS beeinflussen können:

- **Priorisierung, Organisation, Planung, Beginn von Aufgaben:** Stellen Sie sich vor, Sie müssten einen Artikel schreiben. Wenn Sie ADHS haben, könnten Sie ständig daran denken, seit Sie den Auftrag erhalten haben, und wünschen anzufangen, finden es aber schwierig, von der Absicht zur Handlung überzugehen. Folglich könnten Sie sich dabei wiederfinden, den Artikel in letzter Minute zu schreiben, vielleicht um zwei Uhr nachts.
- **Aufmerksamkeit, Konzentration, Fokuswechsel:** Wenn Sie ADHS haben, könnten Sie nach dem Lesen des benötigten Materials für eine Aufgabe beschließen, eine kurze Pause einzulegen und im Computer ein Spiel zu öffnen. Sie könnten jedoch die Zeit aus den Augen verlieren, alle zuvor gesetzten Grenzen vergessen und weiterspielen, bis Sie das Level abschließen.
- **Emotionsmanagement und -modulation (insbesondere Frustration):** Auf dem Weg nach Hause könnten Sie ein

Werbeplakat sehen, das Erinnerungen an eine geliebte Person weckt. Dies könnte eine Welle von Emotionen auslösen, die Sie zum Weinen bringt. Sie fühlen sich überwältigt, denken lange nach oder grübeln und fühlen sich erst dann deutlich besser, nachdem Sie eine positive Nachricht erhalten haben.

- **Anstrengung aufrechterhalten, Aufmerksamkeitsregulierung und Verarbeitungsgeschwindigkeit:** Die Regulierung der Aufmerksamkeit ist ein oft unterschätzter Aspekt von ADHS. Es geht nicht nur um Schwierigkeiten, morgens aufzuwachen. Wenn Sie ADHS haben, könnte es Ihnen extrem schwerfallen, morgens aufmerksam zu werden, unabhängig von der Anzahl der gestellten Wecker. Sie könnten aber auch Probleme haben, abends aufzuhören und ins Bett zu gehen, wenn Sie sich auf eine Aktivität konzentrieren, die Sie erheblich interessiert. Im Laufe des Tages könnte diese Fähigkeit oft zusammen mit Ihrer Stimmung schwanken und so würde auch Ihre Fähigkeit, produktiv zu sein, schwanken.

Ist das Grübeln oder Gedankenkreisen typisch für ADHS?

Wie wir wissen, haben Menschen mit ADHS einen ausgesprochen schnellen Gedankenfluss und verfallen sehr leicht in einen repetitiven und dysfunktionalen Denkstil. Allerdings sind diese Denkstile nicht spezifisch für ADHS und sollten nicht mit dem „Mind-Wandering“ oder „Gedankenschweifen“ (siehe dazu auch S. 65, „Was sind die Symptome bei Frauen“) verwechselt werden, also dem unfreiwilligen

Wechsel der Aufmerksamkeit von einer Aufgabe. Das Gedankenschweifen ist tatsächlich eher mit ADHS-Symptomen verbunden. Um besser zu verstehen, worüber wir sprechen, wenn wir von Grübeln und Brüten/Wiederkäuen sprechen, ist es wichtig, dem Leser eine detailliertere Erklärung dieser beiden unterschiedlichen Denkweisen zu geben.

Grübeln ist ein negativer, repetitiver und analytischer Denkstil, der als Schlüsselfaktor für die Aufrechterhaltung verschiedener psychischer Störungen (insbesondere Angst und generalisierte Angststörung) anerkannt ist. Alle Menschen können Grübeln erfahren und diesen Denkstil chronifizieren, was oft entstehen und/oder sich im Laufe des Lebens einer Person mit ADHS verschlimmern kann. Das Grübeln manifestiert sich als negativer innerer Dialog, bei dem die Person ständig negative und katastrophale Szenarien imaginiert und sich unfähig fühlt, diese Gedanken zu kontrollieren, was Angst und andere unangenehme emotionale Zustände intensiviert. Es handelt sich um eine unangemessene Reaktion auf die Wahrnehmung von Situationen, die als bedrohlich oder unsicher empfunden werden, und wird oft fälschlicherweise verwendet, um zukünftige befürchtete Ereignisse zu verhindern oder zu kontrollieren. Das Grübeln kann chronisch und dysfunktional werden, was die Person unfähig macht, Alternativen oder Lösungen zu bewerten. Es kann die ADHS-Symptomatik verschlimmern, was sich negativ auf das Leben des Einzelnen und sein psychologisches Wohlbefinden auswirkt.

Gedankenkreisen ist ebenfalls ein dysfunktionaler kognitiver Prozess, der darin besteht, sich auf negative emotionale Zustände und deren Konsequenzen zu konzentrieren. Dieser Denkstil ist hauptsächlich mit Depression verbunden und besteht darin, anhaltend und immer wieder über die Vergangenheit und wichtige Verluste nachzudenken, was zur Entstehung, Aufrechterhaltung und Verschlimmerung der Depression beiträgt. Es handelt sich um einen Versuch, negative Emotionen zu kontrollieren, der paradoxerweise den negativen Gemütszustand intensiviert und zu einer verzerrten Wahrnehmung von sich selbst und der Umgebung führt. Das Gedankenkreisen unterscheidet sich vom Grübeln darin, dass es mehr darauf ausgerichtet ist, Gefühle von Wut und Traurigkeit wiederzuerleben und zu intensivieren, insbesondere die Analyse der Vergangenheit und der Ursachen des eigenen Unwohlseins, anstatt sich auf die Vorhersage und Sorge um zukünftige Bedrohungen und Gefahren zu konzentrieren. Eine besondere Erscheinungsform des Brütens könnte man als „wütendes Gedankenkreisen" bezeichnen. Es handelt sich um einen dysfunktionalen Denkstil, der in Gegenwart von Wutgefühlen auftritt. Diese Form des Gedankenkreisens kann zu emotionaler Dysregulation und/oder einer erhöhten Neigung zu aggressivem Verhalten führen und, wenn es mit übermäßiger Selbstkritik einhergeht, auch in Depression münden. Wütendes Brüten ist entscheidend für die Aufrechterhaltung negativer Emotionen, beeinträchtigt die Selbstkontrolle und ist ein zentrales Element in der Manifestation von depressiven Störungen und verwandten psychischen Störungen, was erhebliche Auswirkungen auf das psychologische Wohlbefinden der Person hat. Auch wenn es eng mit Depression verbunden ist, kommt Brüten auch bei anderen psychischen Störungen, einschließlich Stimmungs- und Angststörungen, vor.

Menschen mit ADHS neigen dazu, diese repetitiven Denkstile wie Grübeln und Gedankenkreisen häufiger und intensiver zu erfahren als andere Menschen. In Verbindung mit emotionaler Dysregulation und Stimmungsschwankungen sind sie Faktoren, die es einer Person mit ADHS zusätzlich erschweren können, ihre Aufmerksamkeit zu steuern und zu kontrollieren, unabhängig vom Schweregrad ihrer ADHS-Symptome. Mithilfe von Psychotherapie lässt sich die Neigung zum Grübeln und Gedankenkreisen reduzieren.

Was kann ich tun?

Menschen mit ADHS können auch eigenständig viele Strategien finden, die ihnen helfen, den Alltag zu bewältigen, aber nicht immer sind diese Strategien funktional. Mit einem angemessenen therapeutischen Ansatz können wir jedoch das Spielfeld ebnen. Zunächst ist die Diagnose ein grundlegender Schritt, um die ADHS-Symptome zu identifizieren und zu erkennen. Weitere Schritte im Umgang mit ADHS-Symptomen sind die Psychoedukation über ADHS-Symptome und die Psychotherapie. Außerdem kann mit der richtigen Medikation eine günstige Bedingung für Veränderungen geschaffen werden: Wir wissen, dass die richtige Kombination in der medikamentösen Therapie die tägliche Leistung verbessern kann. Wie bei jeder medizinischen und psychiatrischen Störung sind Medikamente jedoch oft nicht ausreichend, um eine dauerhafte Veränderung und Anpassung zu bewirken. Wir können das richtige Medikament in der richtigen Dosierung einnehmen, aber nichts wird sich ändern, wenn wir weiterhin die gleichen Strategien anwenden, die nicht funktioniert haben oder die uns extreme Mühen kosten.

Es ist also äußerst hilfreich, sich an einen im Bereich des Erwachsenen-ADHS spezialisierten Fachmann für psychische Gesundheit zu wenden, wenn Sie diese Symptome erfahren und bereits eine

ADHS-Diagnose erhalten haben. Es ist tatsächlich sehr wichtig, ein Gegenüber zu haben, das sich in Ihre Lage versetzen und die Manifestationen der Symptome und Emotionen erkennen und verstehen kann und einzuordnen weiß, wie Sie sich damit verhalten.

Eine gezielte psychotherapeutische Behandlung kann überraschende Ergebnisse liefern, um die täglichen Schwierigkeiten mit Ihren Gedanken zu bewältigen. Achtsamkeit ist eine Meditationsmethode und eine der Übungen, die in der Psychotherapie angewandt wird. Sie kann Ihnen helfen, den Moment zu bemerken, in dem Sie abgelenkt werden, um so in die Gegenwart zurückzukehren. Man kann sich darin üben, auf eine nicht wertende Weise mit der Erfahrung des gegenwärtigen Moments in Kontakt zu bleiben. Gelernt wird auch die Fähigkeit, die eigenen inneren Dynamiken zu beobachten. All dies sind grundlegende Schritte, um das Wollen zu lenken, ohne dabei zu bewerten. Mit dem Lernen, die Aufmerksamkeit zu regulieren, ist bereits der Beginn einer Veränderung eingeleitet.

Im Rahmen der Psychoedukation der Symptome können Sie die Einzigartigkeit Ihrer Funktionsweise kennenlernen und wertschätzen. Ferner können Sie die Ressourcen identifizieren, die Sie bereits haben. Sie werden außerdem Möglichkeiten erarbeiten, Ihre eigenen Regeln zu schreiben, sich also ein persönliches ADHS-Manual basierend auf aktuellen Erfolgen zu erstellen. Voraussetzung dafür ist, sich selbst besser kennenzulernen. Anstatt sich darauf zu konzentrieren, wo es an etwas mangelt, ist es wichtiger zu identifizieren, wie man z.B. in einen Moment der Fokussierung eintritt und auf außergewöhnlichem Niveau funktioniert. Fragen wie diese können Ihnen dabei helfen: Haben Sie jemals bemerkt, wie Sie in einen

Zustand der Konzentration und Hyperfokussierung geraten? Unter welchen Umständen gelingt und gedeiht Ihr Leben derzeit?

Zu dem Zweck, sich besser kennenzulernen, schlagen wir vor, einen Monat lang ein Notizbuch oder einen Recorder mit sich zu führen, um aufzuschreiben oder zu erklären, wie Sie in einen Zustand intensiver Konzentration eintreten. Was interessiert Sie speziell und was bindet Sie an eine bestimmte Aufgabe? Am Ende des Monats könnten Sie 50 oder 60 verschiedene Techniken zusammengestellt haben, die für Sie funktionieren. Sie werden verstehen, wie Ihr Nervensystem funktioniert und welche Techniken für Sie nützlich sind. Diese Strategien könnten vielen Menschen mit ADHS helfen: Indem Sie einen Schritt zurücktreten, können Sie verstehen, welche Knöpfe zu drücken sind. Darüber hinaus könnte diese Strategie Ihnen helfen, weil sie auf Ihren Stärken basiert und es Ihnen ermöglicht, Ihre Funktionsweise zu erforschen, ohne sich an eine Funktionsweise anzupassen, die nicht die Ihre ist.

ZUSAMMENFASSUNG

In diesem Kapitel haben wir verschiedene Aspekte des Denkens bei Menschen mit ADHS vertieft, beginnend mit ihrer subjektiven Wahrnehmung ihrer eigenen Denkweise, die oft als unvorhersehbar und ständig wechselnd beschrieben wird. Wir haben das Verhältnis zwischen ADHS und intellektueller Begabung beleuchtet und betont, dass es keine direkte und universelle Korrelation zwischen den beiden Bedingungen gibt. ADHS ist tatsächlich keine Form der Begabung, sondern eine Form der Neurodiversität, die dazu führt, dass das Individuum die Welt anders denkt und wahrnimmt. Was divergentes und nicht-lineares Denken mit sich bringt, oft begleitet von Schwierigkeiten in den exekutiven Funktionen wie Organisation und Emotionsregulation. Darüber hinaus können Menschen mit ADHS intensiveres Grübeln und Gedankenkreisen erleben, was ihre Konzentrationsfähigkeit weiter beeinträchtigt.

Jedoch kann ADHS auch eine bemerkenswerte Fähigkeit mit sich bringen, Probleme auf kreative und schnelle Weise zu lösen. Im Kapitel werden auch die spezifischen neurologischen Merkmale von ADHS beschrieben, wie das Abschweifen der Gedanken und die Hyperfokussierung. Leider werden Menschen mit ADHS aufgrund dieser unterschiedlichen Funktion oft missverstanden oder falsch interpretiert. Das Kapitel unterstreicht die Bedeutung der Anerkennung und Wertschätzung von Neurodiversität. Das Verständnis und die Behandlung dieser Bedingung erfordern einen spezialisierten Ansatz, der medikamentöse Therapie, Psychoedukation, Psychotherapie und individuelle Strategien umfasst, um die einzigartigen Potenziale dieser Menschen zu nutzen und ihre Anpassung an die neurotypische Welt zu verbessern.

WIE VERHALTE ICH MICH ALS ADHS-PERSON?

Agnese Raponi

Was macht die Diagnose mit mir?

Ich möchte mich hier auf ein allgemeines Prinzip beziehen, das ich aus der Achtsamkeit entlehne: Ich kann lernen, ohne Urteil in einer Haltung der Präsenz und Akzeptanz zu verweilen. In meiner klinischen Praxis beobachte ich häufig einen Wendepunkt, der auf den Moment nach der Diagnose folgt. Eine ADHS-Diagnose im Erwachsenenalter zu erhalten, bedeutet meistens, neue Einsichten über die eigene Funktionsweise zu erlangen, und die diagnostische Rückmeldung an einen erwachsenen ADHS-Patienten ist der erste, wesentliche Schritt im Behandlungsprozess. Die Reihe von problematischen Eigenschaften, die bis dahin Probleme und Unbehagen verursacht haben, werden nun nicht nur benennbar, sondern auch in neurobiologischen Begriffen verständlich. Dies ist oft eine Quelle der Erleichterung, weil die Menschen sich bewusst werden, dass sie nicht „falsch" sind und einen Veränderungsprozess beginnen können.

Gleichzeitig stellen sich jedoch am Ende des Diagnoseprozesses die entscheidenden Fragen: „Und jetzt? Was soll ich tun?", „Welche Behandlung für einen Erwachsenen mit ADHS gibt es?". Es gibt verschiedene Faktoren, die bei der Beantwortung dieser Frage zu berücksichtigen sind: die Schwere der Symptome, das gleichzeitige Vorhandensein anderer Störungen, persönliche Ressourcen und schützende sowie unterstützende Umweltfaktoren. Einige Menschen können von einer medikamentösen Behandlung profitieren, andere von einem psychologischen Unterstützungsprogramm. Es gibt aber einen gemeinsamen Schritt in der gesamten Bandbreite der möglichen Behandlungen, den jeder Kollege als unverzichtbar betrachten wird: das Bewusstsein und die Akzeptanz, anders zu sein".

Es ist eine allgemeine Erfahrung, dass das Erhalten einer psychiatrischen Diagnose ohne angemessene Unterstützung zu einer Phase von geringem psychologischen Wohlbefinden führen kann. Dies kann besonders für ADHS zutreffen angesichts der Heterogenität und Komplexität seiner klinischen Manifestationen. Wie wir in den vorherigen Kapiteln bereits erwähnt haben, zeigen sich mit ADHS besondere Eigenschaften, die von dem abweichen, was wir allgemein in der Bevölkerung beobachten, also in das breite Spektrum der Neurodiversität fallen. Mit anderen Worten: ADHS zu haben, ist eine „diverse", eine „andere" Art zu sein, zu existieren, zu denken, sich zu verhalten. Sich dessen bewusst zu werden, bedeutet, die „eigene Art des Seins" willkommen zu heißen, indem man lernt, die eigenen Schwierigkeiten und Ressourcen in einer nicht urteilenden Weise zu erkennen, um besser zu verstehen, wie man seine Besonderheiten an die Umweltanforderungen und die Ziele, die man sich setzt, anpasst.

Von den psychologischen Interventionen, die in zahlreichen wissenschaftlichen Studien bisher als wirksam in der Behandlung von ADHS im Erwachsenenalter gelten, steht allen voran die Psychoedukation. Sie basiert auf dem Grundsatz, dass vor allem ein genaues Verständnis der Ursache und Art der persönlichen Schwierigkeiten der Antrieb für Veränderungen ist. Das bedeutet: Eine Person, die bislang gelernt hat, sich als faul, träge, im schlimmsten Fall dumm zu betrachten, lernt nun etwas Neues: dass hinter ihren Misserfolgen oder

Anstrengungen eine mögliche neurobiologische, genetische, umweltbedingte und psychologische Erklärung steht, die jetzt benannt und erkannt werden kann – ADHS.

In diesem Kapitel werden wir gemeinsam die Fragen untersuchen, die wir Kliniker häufig nach Abschluss des Diagnoseprozesses gestellt bekommen, um so die Bereiche größter persönlicher Herausforderung an Veränderungen zu definieren. Und dafür gibt es keine fertigen Verhaltenslösungen, sondern viele Wege – wichtig ist, sich bewusst zu werden, wie man funktioniert, die eigenen Grenzen zu akzeptieren und die eigenen Stärken zu erkennen.

Mache ich als ADHS-Person etwas falsch?

Ich könnte auf diese Frage kurz antworten: nein. Jedoch werde ich versuchen, gründlicher zu sein. Mit ADHS aufzuwachsen, ohne zu wissen, dass man ADHS hat, stellt die betroffene Person vor Entwicklungsherausforderungen, die oft nicht ihrer eigenen Funktionsweise entsprechen. Dies führt dazu, dass manchmal Menschen früh negativ bewertet werden und ihnen Faulheit, Trägheit, mangelnde Motivation oder Desinteresse vorgeworfen bzw. unterstellt wird. Nicht nur das, sie können auch Misserfolge und Enttäuschungen erleben, die die erhaltenen Urteile verstärken. Sich mit diesen Erfahrungen zu identifizieren, führt oft zu einem geringen Vertrauen in die eigenen Ressourcen. Menschen, die sich anders, nicht akzeptiert und verurteilt fühlen, werden sich am Ende auch selbst als „falsch“ wahrnehmen.

Also zu sagen, dass ich als ADHS-Person etwas falsch mache, ist nicht korrekt. Vielmehr sind wir als Menschen – egal ob mit oder ohne ADHS – dazu bestimmt, Fehler und Fehlschläge zu erleben. Und diese können auch die Maßeinheit dafür werden, wie wir die Erfolge unserer Versuche und Anstrengungen einer Aufgabenstellung gegenüber bewerten. Die eigene Lebensgeschichte durch die Linse von ADHS zu betrachten, bedeutet also auch, aus den eigenen Fehlern zu lernen, um Veränderungen in der persönlichen Art, sich den verschiedenen Umgebungen und Lebenskontexten zu nähern, anzustoßen. Das Ziel könnte also sein, die Art und Weise zu identifizieren, die einem selbst entspricht und die für einen selbst angenehm ist.

Die Tatsache, dass das Verhalten von Menschen mit ADHS immer wieder als „falsch" angesehen wird, veranlasst die Betroffenen, „eindämmende" Strategien zu finden, die auf Verzicht und Selbstbestrafung basieren. Oft erzählen mir meine Patienten, dass sie zur Bewältigung des täglichen Lebens eine Reihe von starren Kompensationen entwickelt haben: Viele verzichten z. B. während ihres Studiums auf Sozialkontakte, andere angenehme Aktivitäten, um Ablenkung auszuschließen. Andere zwingen sich, sitzen und still zu bleiben, um eine Aufgabe zu vollenden, auch wenn sie nicht produktiv sind. Im schlimmsten Fall vermeiden sie bestimmte Situationen komplett oder enthalten sich in Erwartung des Scheiterns.

Dabei geht es doch vor allem darum: sich selbst zu kennen, sich zu akzeptieren und die besonderen Eigenschaften seiner ADHS sowie die Bedeutung, die es in der eigenen Entwicklung hatte, zu verstehen. Und das alles dient nicht dazu aufzuzeigen, was man falsch gemacht hat, sondern es wird den Betroffenen die Möglichkeit geben, sich nicht mehr schuldig zu fühlen, sodass sie anfangen können, Verantwortung zu übernehmen.

Gibt es ADHS ohne Hyperaktivität?

Eines der zentralen symptomatischen Bereiche von ADHS ist die Unaufmerksamkeit, genauer die Schwierigkeit, die eigenen Aufmerksamkeitsressourcen angemessen bei der jeweiligen Aufgabe zu halten. Dies bedeutet, dass die Aufmerksamkeit nicht durchweg beeinträchtigt ist, sondern unreguliert, charakterisiert durch Schwankungen zwischen maximaler Ablenkbarkeit und Hyperfokussierung. Wenn wir das komplexe Konstrukt der Aufmerksamkeitsfunktionen betrachten, können wir feststellen, dass nicht alle seine Dimensionen in gleicher Weise beeinträchtigt sind. Die selektive Aufmerksamkeit, also die Fähigkeit, sich auf einen bestimmten Reiz in Anwesenheit anderer Reize zu konzentrieren, und die anhaltende Aufmerksamkeit, d. h. die Fähigkeit, sich über einen längeren Zeitraum auf einen Reiz zu konzentrieren, leiden unter der geringen Fähigkeit, die Aufmerksamkeitsressourcen zu lenken (mehr dazu auch auf S. 17, „Was heißt ADHS?", und S. 112, „Denken Menschen mit ADHS anders?"). Grund dafür ist ein Defizit der Exekutivfunktionen. Dies führt zu Ablenkbarkeit, Desorganisation, Neigung zu Verzögerungen, Entscheidungsschwierigkeiten und der Tendenz, sich in den eigenen Gedanken zu verlieren (Mind-Wandering). Vor allem Letzteres führt dazu, dass es schwerfällt, sich auf eine Aufgabe zu konzentrieren. Wenn jedoch die Person eine Aufgabe ausführt, die als besonders fesselnd empfunden wird oder eine sofortige Belohnung bietet, kann oft das gegenteilige Phänomen auftreten: die Hyperfokussierung, d. h. die Fähigkeit, sich über lange Zeiträume zu konzentrieren.

Im Gegensatz dazu sind die geteilte Aufmerksamkeit, also die Aufrechterhaltung der Aufmerksamkeit auf zwei Reize gleichzeitig, sowie die alternierende Aufmerksamkeit (Aufmerksamkeitswechsel), also das Verlagern des Aufmerksamkeitsfokus von einer Aufgabe zur anderen, nicht beeinträchtigt und können sogar als echte Ressourcen angesehen werden. Meine Patienten erzählen mir tatsächlich, dass sie sich auch auf Aufgaben, die sie nicht besonders interessant finden, lange konzentrieren können, wenn sie gleichzeitig etwas anderes tun. Ein Beispiel: S., 40 Jahre alt, arbeitet von zu Hause aus und erzählt mir, dass er oft an Trainingskursen teilnehmen muss, denen er schwer folgen kann, weil seine Gedanken spontan zu anderen Gedanken abschweifen: „Was werde ich zum Abendessen essen?", „Der Parkettboden ist schmutzig", „Ich könnte einen Kurs in kreativem Schreiben beginnen". usw. Eines Tages berichtet er mir Folgendes: Als er die Möglichkeit bekommen hatte, die Webcam während der Schulung ausgeschaltet zu lassen und er über seine eigene Unkonzentriertheit maßlos enttäuscht war, wollte er die Zeit der Schulung wenigstens effektiv nutzen. Er fing also an, während des Zuhörens das Wohnzimmer zu putzen. Dieses Gespräch ist schon lange her, aber ich erinnere mich lebhaft an seine überraschte Schilderung, dass er während des Putzens fast die gesamte Schulung über konzentriert bleiben konnte.

Die Unaufmerksamkeit ist der symptomatische Bereich, der im Erwachsenenalter am wahrscheinlichsten bestehen bleibt. Das bedeutet: Auch wenn in der Kindheit Merkmale von Hyperaktivität und Impulsivität erlebt wurden, zeigt sich ADHS im Erwachsenenalter in den meisten Fällen hauptsächlich durch Anzeichen von schlechter Aufmerksamkeitsregulierung. Neben den drei bereits bekannten Untertypen von ADHS (vorherrschende Unaufmerksamkeit, vorherrschende Hyperaktivität/Impulsivität und die kombinierte Form) wurde in den letzten Jahren zudem ein klinisches Bild beschrieben, genannt „Sluggish Cognitive Tempo“ (langsames kognitives Tempo), das noch nicht in den kategorialen Systemen enthalten ist. Dabei handelt es sich um eine „rein unaufmerksame“ Präsentation, bei der Hyperaktivität und Impulsivität fehlen. Personen mit Sluggish Cognitive Tempo zeigen gegensätzliche Merkmale zu denen des kombinierten Typs von ADHS, da Merkmale von Hyperaktivität, Impulsivität und Eindringlichkeit fehlen. Typischerweise werden stattdessen Unteraktivität und Verlangsamung beobachtet, wie Ermüdbarkeit, geringe Energie, Schüchternheit sowie Symptome von Angst und Depression in Komorbidität.

Zusammenfassend lässt sich sagen, dass unter den vielen möglichen Manifestationen von ADHS sicherlich eine größere Präsenz der unaufmerksamen Symptome, teilweise auch ganz ohne hyperaktiv-impulsive Symptome, festgestellt werden kann. Beide Formen betreffen in größerem Maße das weibliche Geschlecht und stellen eine diagnostische Herausforderung dar, da sie das Feld der mittlerweile überholten Auffassung von ADHS als ausschließliches Bild eines hyperaktiven Jungen immer stärker erweitern.

Sind ADHS-Personen aggressiv?

Aggressivität ist eine Verhaltensstörung, die sich als Neigung manifestiert, anderen oder Dingen einen Schaden zuzufügen. Sie kann sowohl in verbaler als auch in physischer Form auftreten. In der Regel ist sie der Ausdruck eines Instinkts oder einer emotionalen Reaktion auf ein frustrierendes Ereignis, von dem sich die Person bedroht fühlt. In anderen Fällen wird Aggressivität als ein in der Entwicklungsphase erlerntes Verhaltensmerkmal betrachtet.

Tatsächlich ist niemand von uns absolut frei von Aggressivität. Wir können sie als einen Trieb betrachten, den schon Sigmund Freud als das Ergebnis der Spannung zwischen dem Selbstbewahrungstrieb (Eros) und dem Selbstzerstörungstrieb (Thanatos) beschrieb. Heute können wir sagen, dass Aggressivität das Ergebnis einer mangelnden Selbstkontrolle einer Grundemotion ist: der Wut. Grundemotionen wie Traurigkeit, Angst, Ekel, Wut und Freude sind Algorithmen unseres Gehirns, die uns auf ein bestimmtes Verhalten in Antwort auf einen Reiz vorbereiten, um Wohlbefinden zu erreichen und unser Überleben zu sichern. Mit anderen Worten, sie sind angeboren und alle sind positiv, einschließlich der Wut. Wut aktiviert sich insbesondere, wenn ein Hindernis zwischen unserem Bedürfnis und dessen Erfüllung steht. Sie zielt darauf ab, das Hindernis zu beseitigen, also das Problem zu lösen, und unterstützt dabei energisch unser Nervensystem. Natürlich koordiniert sich unsere emotionale Kompetenz mit der Selbstkontrolle, die es ermöglicht, Wut funktional und sozial akzeptabel zu nutzen, anstatt diese Emotion auszuagieren und aggressiv, also destruktiv zu werden. In diesem Sinne sprechen wir von einer Desorganisation der Art und Weise, wie Emotionen genutzt werden, also von einem Symptom, das als problematisches Verhalten für die ADHS-Person und die Menschen um sie herum verstanden wird.

Studien in der Literatur zeigen, dass Aggressivität ein Symptom ist, das sich in psychiatrischen Störungen manifestiert, hauptsächlich bei Psychosen, Schizophrenie, Autismus, Demenz, Alkoholismus und Substanzmissbrauch. Bei Menschen mit ADHS ist sie nicht unbedingt typisch. Es gibt jedoch einen „Nährboden", auf dem Erfahrungen oder erlernte Reaktionsweisen auf bestimmte Reize leichter zu aggressivem Verhalten führen können, und das ist die emotionale Dysregulation. Die Merkmale der emotionalen Dysregulation sind meist sowohl in der Kindheit als auch im Erwachsenenalter vorhanden und stellen ein multidimensionales Phänomen dar: übermäßige oder plötzliche Stimmungsschwankungen, Verlust der Kontrolle über die eigenen Emotionen, Reizbarkeit, geringe Stressresistenz, Überempfindlichkeit gegenüber Kritik. Die emotionale Regulation – also das Gegenteil der emotionalen Dysregulation – ist eine adaptive Fähigkeit, die es dem Individuum ermöglicht, seinen emotionalen Zustand zu regulieren und zu modifizieren, um eine Verhaltensreaktion zu erzielen und sich an einen bestimmten sozialen Kontext anzupassen. Wenn aber diese Fähigkeit beeinträchtigt ist – wie bei den meisten Menschen mit ADHS –, ist das Risiko von übermäßigen emotionalen Reaktionen auf das Ereignis, das sie verursacht hat, deutlich erhöht. Oft beobachten wir ein Gefühl der Überwältigung bei den betroffenen Personen und meine Patienten erzählen mir, dass sie von ihren Emotionen „geführt" werden, keine Kontrolle über sie haben. Darüber hinaus sagen uns Studien, dass Menschen mit ADHS dazu neigen, eine geringe Bewusstheit ihrer eigenen emotionalen Zustände zu haben. Aber wie soll man seine Emotionen kontrollieren, wenn man sich ihrer kaum bewusst ist?

Daher kann es – auch nur ausnahmsweise – passieren, dass eine ADHS-Person Aggressivität zeigt, wenn sie sich der Emotion, die sie in einem bestimmten Moment empfindet, nicht vollständig bewusst ist. Es kann gerade auch dann passieren, wenn sie keine angemessene Fähigkeit zur Selbstkontrolle von Wut erworben hat und Emotionen auf eine dysfunktionale Weise ausagiert. Wenn ich also feststelle, dass ich oft aggressives Verhalten zeige, könnte ich einen

Psychotherapieprozess beginnen, in dem ich lerne, meine Emotionen zu erkennen, und der den Emotionsausdruck unterstützt. Folgendes Beispiel aus meiner Praxis veranschaulicht diesen Ablauf:

Carolina, 50 Jahre alt, hat einen jugendlichen Sohn. Sie erzählt mir von täglichen Kämpfen und Auseinandersetzungen, in denen sie zu ihrem Sohn oft Dinge sagt, die sie nicht so meint und ihn beleidigt. Es ist eine unkontrollierte Reaktion von ihr, die von Impulsivität und mangelndem Bewusstsein für ihre emotionalen Zustände spricht. Carolina ist nicht gewohnt, ihre Emotionen zu fühlen, sondern sie handelt sie aus. Wenn sie etwas tief berührt, verliert sie die Kontrolle über ihr Verhalten, übertreibt. Während des Therapieprozesses lernt sie, dass sich hinter vielen ihrer aggressiven Reaktionen gegenüber ihrem Sohn eigentlich eine tiefe Traurigkeit verbarg, eine Emotion, die ihr bisher schwer zugänglich zu sein schien. Diese Erkenntnis hat die Grundlage für eine neue Art der Beziehung zu ihrem Sohn gelegt und den zuvor häufigen aggressiven Impuls entschärft.

Hat ADHS einen Einfluss auf Beziehungen?

Soziale Beziehungen spielen eine entscheidende Rolle für das psychische Wohlbefinden einer Person. Von Geburt an stellt die Interaktion eine Grundlage dar für Fürsorgeverhalten des anderen und somit auch die Befriedigung grundlegender Bedürfnisse. Innerhalb eines sozialen Netzwerks eingebunden zu sein, entspricht dem angeborenen, menschlichen Wunsch nach Zugehörigkeit. Wenn jedoch persönliche Schwierigkeiten das Aufrechterhalten und die Qualität von Beziehungen beeinträchtigen, können diese auch Leid und Frustration verursachen bis hin zu einer Bildung von Krankheitssymptomen.

Die Manifestationen von ADHS haben in dieser Hinsicht verschiedene Auswirkungen auf die Qualität und Aufrechterhaltung von intimen, familiären oder beruflichen Beziehungen. Natürlich sprechen wir nicht nur von negativen Aspekten, aber tatsächlich ist der Einfluss, den die Symptome auf die Beziehungsqualität haben, eine der vorherrschenden Fragen, die ich von meinen Patienten mit ADHS höre, und nicht nur von ihnen.

In einigen Fällen beobachten wir, dass Personen mit ADHS über ein großes soziales Netzwerk verfügen, aber Schwierigkeiten haben, es kontinuierlich zu pflegen. In anderen Fällen finden wir Schwierigkeiten in der Sozialisierung bis hin zur Isolation. Der erste Fall zeigt, dass es Merkmale von ADHS gibt, die es Betroffenen erleichtern, viele Menschen kennenzulernen und neue Freundschaften zu schließen. Dabei beziehe ich mich auf die Tatsache, dass Personen mit ADHS viele Interessen haben und neugierig sind, verschiedene Umgebungen besuchen und dank ihrer Natur als „Entdecker" viele Aktivitäten ausprobieren. Dies führt zu einem breiteren Spektrum an Möglichkeiten, im Laufe des Lebens neue Freundschaften zu schließen. Ferner sind Personen mit ADHS in der Regel empathisch, sie schwingen mit den emotionalen Zuständen anderer mit und werden deshalb als gute Freunde geschätzt. Jedoch kann ein großes Netzwerk von Verbindungen eine Herausforderung für eine Person sein, die keine hohen Organisationsfähigkeiten besitzt. Oft erzählen Menschen, dass sie vergessen, auf Nachrichten zu antworten, Verabredungen verpassen, Termin-Überlappungen haben und zu spät kommen. Diese Dimension kann als Stressfaktor erlebt werden und es erschweren, den sozialen Moment auf angenehme Weise zu erleben.

Neben der Desorganisation ist auch die Impulsivität ein Symptom, das Beziehungsprobleme verursachen kann: Personen mit ADHS neigen dazu, über andere zu reden, sie zu unterbrechen oder voreilige Entscheidungen zu treffen, ohne über die Konsequenzen nachzudenken. Oft führen diese Impuls-Kontrollverluste zu abrupten Unterbrechungen von Arbeits- und Liebesbeziehungen oder dazu, unangemessene oder beleidigende Dinge zu sagen, die später bereut werden.

Eine Reihe von Menschen mit ADHS beklagt, nur wenige Beziehungen zu haben oder es gelernt zu haben, soziale Kontexte zu meiden. ADHS im Erwachsenenalter, insbesondere wenn es nicht erkannt wird, führt dazu, dass einige Symptome als Desinteresse, Unhöflichkeit, Verantwortungslosigkeit oder Faulheit interpretiert werden. Im Laufe des Lebens kann eine solche Sichtweise die Art und Weise beeinflussen, wie emotionale Bindungsmuster sich weiterentwickeln. Aufgrund eines Selbstbildes, das durch negative Attribute gekennzeichnet ist, kann es zu einer Selbstwahrnehmung sozialer Unfähigkeit, zu Schamgefühlen bis zur Vermeidung oder zum Rückzug führen. Dies liegt daran, dass jemand, wenn er die Ursache einiger seiner Verhaltensweisen nicht kennt, auch nicht die Werkzeuge hat, um seine Besonderheiten an soziale Interaktionen anzupassen. Er wird sich schließlich als sozial ungeschickte Person etikettieren.

In anderen Fällen, wenn die Personen ein größeres Bewusstsein für ihre Schwierigkeiten haben, berichten sie von der Selbstauflage, ihr Verhalten streng zu kontrollieren: Sie zählen bis 1000, bevor sie ihre Meinung äußern, vermeiden Kommentare, berechnen zwanghaft die Konsequenzen ihrer Handlungen oder zeigen Interesse an allem – mit dem Risiko, sich mehr als nötig zu langweilen. Es versteht sich von selbst, dass ein solches Verhalten eine erhebliche Anstrengung in jeder Interaktion erfordert. Außerdem nimmt sowohl die Spontaneität in Beziehungen ab als auch die Authentizität der Person. Dies führt meist auf direktem Weg zu einer geringeren sozialen Beteiligung vonseiten des Betroffenen.

Die Folgen von ADHS in Beziehungen sind nicht nur in den gesellschaftlichen Formen der Sozialbeziehungen sichtbar, sondern auch im mehr oder weniger intimen Zusammenleben mit den Liebsten und Familienmitgliedern. Wie bereits erwähnt, werden ADHS-Symptome oft mit negativen Verhaltensweisen wie Faulheit, Frechheit und Nachlässigkeit verwechselt. Deshalb ist es wichtig, wenn ich entdecke, dass ich ADHS habe, auch meine nahen Bezugspersonen in einen Prozess miteinzubeziehen. Es könnte ihnen helfen, Ursprung und Art meiner Verhaltensweisen zu verstehen.

Es gibt auf jeden Fall eine Reihe von Aspekten, welche das Zusammenleben mit anderen kompliziert machen können und die mit der Symptomatik zusammenhängen. So kann beispielsweise der chaotische und unorganisierte Lebensstil erheblich das Familienleben beeinflussen. Nicht selten höre ich Geschichten von Ehepartnern, die unfreiwillig eine stellvertretende organisatorische und haltende Rolle übernehmen, was oft eine Ursache von Stress und Spannung ist. Schließlich spielt die emotionale Dysregulation innerhalb enger Beziehungen eine wichtige Rolle: Die plötzlichen Stimmungsschwankungen und die hohe Sensibilität gegenüber Kritik schaffen leicht eine sehr konfliktreiche Beziehung, was wiederum die Aufrechterhaltung eines für alle Beteiligten zufriedenstellenden Miteinanders erschwert.

Ich denke an Valeria, eine meiner Patientinnen, 30 Jahre alt und Innenarchitektin. Als Kind war sie sehr lebhaft, immer in Bewegung, sympathisch und ein wenig frech. Sie erzählt mir, dass ihre Eltern und Lehrer sie oft bestraften und ihre Unruhe als Ungezogenheit etikettierten. Deshalb verschloss sie sich in sich selbst und entschied, dass sie, um „gut" zu sein und nicht mehr getadelt zu werden, zu einer „Statue" werden musste: still, schweigend und nachgiebig. Zu Beginn der Therapie hatte Valeria wenige soziale Interaktionen und tat sich schwer, Freundschaften zu schließen. Ihre Arbeitskollegen meldeten ihr eine eher streitsüchtige Haltung zurück. Als Erkenntnis ging aus unseren Sitzungen hervor, dass ihr diese Persönlichkeit nicht mehr gefiel, aber mittlerweile so verfestigt war, dass sie die äußere Rüstung ihrer Art zu interagieren bildete: nicht da zu sein, sich zurückzuziehen. Valeria entdeckte im Laufe der Therapie, dass ihre hyperaktiven Teile gar nicht so schlecht sind, und vor allem lernte sie, dass es keine langfristig tragfähige Strategie ist, sie zu unterdrücken. Sie lernte, ihre authentischen Teile von Lebhaftigkeit und Impulsivität in die Beziehungen zu bringen, moduliert durch reifere und weniger einschränkende Strategien, und erfüllte so ihr Bedürfnis nach mehr Freundschaften.

Daher würde ich abschließend sagen: Ja, ADHS kann die Qualität von Beziehungen erheblich beeinträchtigen und das Wohlbefinden senken. Genau deshalb ist es wichtig, sich seiner Symptome gut bewusst zu werden und in einem psychologischen Unterstützungs- und Psychoedukationsprozess zu lernen, welche kommunikativen Strategien den Umgang mit anderen erleichtern können.

Was bedeutet die Diagnose für meine Sexualität?

Um diese Frage zu beantworten, ist eine Vorbemerkung notwendig: Es ist nicht möglich, die spezifische Auswirkung der ADHS-Funktionsweise auf die Sexualität zu bewerten oder die spezifischen Arten und Weisen, wie Menschen mit ADHS ihre Sexualität erleben, zu erkennen. Sexualität ist eine komplexe und höchst persönliche Dimension, die auf einer einzigartigen emotional-affektiven Geschichte der Person basiert und in jeder sexuellen Beziehung immer unterschiedlich ist. Jeder Versuch einer starren Etikettierung in diesem Sinne wäre zu einschränkend und nicht respektvoll gegenüber den facettenreichen Dimensionen, die zur einzigartigen Ausprägung des Erlebens von Sexualität beitragen. Das bedeutet, dass im Sexualleben von Menschen mit ADHS sicherlich einige charakteristische Merkmale von ADHS festgestellt werden können – diese können aber, mit unterschiedlicher Häufigkeit oder Intensität, ebenso auch bei Personen ohne ADHS auftreten. Darüber hinaus sind in der Literatur die wissenschaftlichen Belege, die spezifische Korrelationen zwischen ADHS und sexuellen Dysfunktionen sowie ADHS und Beeinträchtigungen des Wohlbefindens im eigenen Sexualleben belegen, noch spärlich. Jedoch ist es eine mittlerweile gängige klinische Erfahrung, dass Menschen mit ADHS Schwierigkeiten in diesem Bereich beklagen, und es gibt in der Regel wenig Raum für sexologische Themen in den psychoedukativen Wegen über ADHS.

Zunächst können wir einige Bereiche identifizieren, die sich gegenseitig bedingen und die zu einer geringeren sexuellen Zufriedenheit führen können: Beziehungsprobleme, sexuelle Schwierigkeiten, risikoreiche sexuelle Verhaltensweisen und sexuelle Dysfunktionen.

Unaufmerksamkeit und Ablenkbarkeit können, wie wir gesehen haben, zu Beziehungsproblemen führen, insbesondere in der Kommunikation mit anderen. Das kann zu einem geringeren sexuellen Verlangen führen. Wenn wir über Sexualität sprechen, erhöht die Ablenkung das Risiko, ein dissoziationsähnliches Phänomen namens „Spectatoring“ zu erleben: Anstatt den sexuellen Moment zu leben, werde ich ein Zuschauer und beobachte die Aktivität von außen, vergesse, dass ich da bin und achte nicht auf angenehme körperliche Empfindungen. Die Folge ist eine Verringerung des Wohlbefindens im sexuellen Moment und das mögliche Auftreten von ängstlichen Gedanken, die zu einer negativen Erfahrung des eigenen Sexuallebens beitragen. Eine weitere Eigenschaft von ADHS ist Impulsivität, d. h. die Schwierigkeit, die Befriedigung aufzuschieben, die oft zu Ungeduld, Langeweile und der Unfähigkeit zu warten führt. Die direkte Gleichschaltung von Impuls und Handlung ohne kognitive Vermittlung, z. B. die Konsequenzen einzuschätzen, kann Menschen auch in Bezug auf sexuelle Aktivitäten in Risikosituationen bringen, darunter ungeschützten Geschlechtsverkehr und das erhöhte Risiko ungewollter Schwangerschaften. Zudem kann Impulsivität das Risiko von Hypersexualität (Sexsucht) oder zwanghaften sexuellen Verhaltensweisen erhöhen. Dies bedeutet nicht, dass Personen mit ADHS zwangsläufig sexsüchtig sind, aber sie weisen eine größere Prädisposition für die Häufigkeit und Intensität bestimmter Merkmale fehlender Impulskontrolle auf. Es ist auch wichtig zu betonen, dass Hypersexualität an sich kein pathologisches Merkmal ist, obwohl oft das Gegenteil zu lesen ist. Die Häufigkeit, mit der ich sexuelles Verlangen erlebe, ist kein Kriterium für irgendeine Diagnose, und tatsächlich weisen weder Häufigkeit noch Intensität auf einen problematischen Zustand hin. Wenn jedoch das Verhalten persönliches Unbehagen verursacht, bietet es sich an, die Hilfe eines Fachmanns in der Sexualwissenschaft aufzusuchen.

In meiner klinischen Praxis begegne ich immer häufiger Fragen oder Zweifeln bezüglich der eigenen sexuellen Lebensqualität. Es ist unbestreitbar, dass es immer noch ein Tabuthema ist, über das man keine Anleitung zum Dialog und zum Austausch hat. Viele Menschen sagen, sie seien verlegen, einige ihrer Schwierigkeiten mit mir zu teilen, aber ich stelle mit Freude fest, dass es, besonders unter jungen Erwachsenen, zunehmend ein Thema von Interesse wird.

Um abzuschließen: Es ist wichtig, dass das sexuelle Wohlbefinden als ein bedeutendes Thema in der psychoedukativen Begleitung bei ADHS vollständig berücksichtigt wird. Als Person mit ADHS kann ich beobachten, welche meiner Eigenschaften zu einer geringeren sexuellen Zufriedenheit beitragen, ohne jedoch das, was einfach meine Besonderheiten sind, zu pathologisieren. Um mein Wohlbefinden in diesem wichtigen Lebensbereich zu erhöhen, kann ich mich ohne Angst an einen Spezialisten für Sexualwissenschaft wenden.

IST ALLES DURCH ADHS ERKLÄRBAR ODER GAR ENTSCHULDBAR?

Sonia Holzer

ADHS wird oft als Störung von Kindern und Jugendlichen angesehen – aber ADHS wächst sich nicht aus und die Hälfte der Kinder leidet noch im Erwachsenenalter unter den ADHS-typischen Symptomen. Wann die Diagnose gestellt wird, hängt davon ab, wie stark die ADHS-Merkmale ausgeprägt sind. Deshalb kommt es auch häufig vor, dass Menschen die Diagnose erst im Erwachsenenalter bekommen. Zur Aufmerksamkeitsstörung gehören die Bereiche Unaufmerksamkeit und leichte Ablenkbarkeit, die Hyperaktivitätsstörung zeigt sich in innerer Unruhe und erhöhtem Bewegungsdrang. Zudem kann man sowohl im Entwicklungsalter als auch im Erwachsenenalter eine erhöhte Empfindlichkeit und starke Emotionalität bei Menschen mit ADHS beobachten. Gerade im Erwachsenenalter berichten Menschen mit ADHS von erhöhter Stressintoleranz, Stimmungsschwankungen und starken Emotionen.

In erster Linie ist es wichtig, dass die Menschen mit ADHS selbst wissen, wie sie funktionieren. ADHS ist eine neurobiologische Art zu funktionieren, die nur bedingt veränderbar ist, daher ist die Störung oft eine hilfreiche Erklärung, warum Betroffene mit psychologischen Methoden an ihre Grenzen kommen. Es gibt Techniken und Strategien, um den Alltag mit ADHS-Symptomen besser bewältigen zu können, und deswegen sollte die ADHS-Diagnose immer nur als Erklärung und nicht als Entschuldigung verwendet werden. So kann man Terminkalender, To-do-Listen und Apps verwenden, um z.B. Verspätungen und das Nichteinhalten von Fristen zu vermeiden. Ausdauersport verbessert in der Regel die Aufmerksamkeit und reguliert das Aktivitätsniveau. Der emotionale Anteil kann sich ebenfalls durch Sport wesentlich verbessern, aber auch Achtsamkeitsübungen unterstützen eine bessere Konzentrationsfähigkeit, weniger Ablenkbarkeit, Entspannung und Affektregulation. Viele Erwachsene erhöhen zudem durch diverse psychoedukative Techniken ihre Lebensqualität. Ein gewisser Anteil von Betroffenen kann aber letztendlich nur durch Hilfe von Psychopharmaka ein bestimmtes Funktionsniveau im Leben erreichen.

Da Erwachsene allerdings bereits eine längere Lebensgeschichte haben, wurde ihre Persönlichkeit nicht nur von den ADHS-Merkmalen, sondern auch von ihren Lebenserfahrungen, vom Erziehungsstil, von ihrem Umfeld usw. geprägt. Das legt nahe, dass nicht alles durch ADHS erklärbar ist. Daher sollte es gerade im diagnostischen Prozess ein Anliegen sein, zwischen ADHS, Persönlichkeitsmerkmalen und anderen Diagnosen zu unterscheiden.

Von ADHS-Merkmalen spricht man immer dann, wenn diese Verhaltensmerkmale seit der Kindheit, am besten schon seit dem Grundschulalter (wobei die Hyperaktivität meist schon Jahre zuvor beobachtet wird) zu erkennen sind. Nur das sind echte ADHS-Merkmale. Und in erster Linie geht es darum, sie zu verstehen und konstruktiv damit umzugehen, sowohl vonseiten des Betroffenen als auch vonseiten der Angehörigen. Denn jeder Mensch mit ADHS ist viel mehr als seine ADHS-Merkmale – die außerdem gleichzeitig immer Ressourcen beinhalten und sich damit auch positiv äußern (siehe dazu auch S. 172, „Hat ADHS auch Vorteile?“). Es geht also gar nicht darum, jemanden zu entschuldigen.

Kann ich meinem Partner mit ADHS helfen?

Ja, man kann dem Partner mit ADHS helfen – aber in erster Linie geht es darum, ADHS zu verstehen. Das Wissen über ADHS ist der erste Schritt, auch bei den Patienten selbst. So sollten auch Angehörige darüber Bescheid wissen, welche Merkmale ADHS hat, und damit auch darüber, welche Stärken und Schwächen Menschen mit ADHS haben.

Menschen mit ADHS sind oft „Jasager“, und das könnte u.a. damit zusammenhängen, dass sie gar nicht richtig zuhören. Sie sind von etwas anderem abgelenkt und haben Schwierigkeiten, sich auf das, was jemand sagt, zu konzentrieren. So bleibt z.B. der Müll, nachdem man eine ADHS-Person gebeten hat, ihn rauszutragen, einfach liegen, der Rasen nicht gemäht, der Arzttermin nicht vereinbart und das Anmeldeformular immer noch nicht ausgefüllt. Bei Menschen mit ADHS erkennen wir auch Stimmungsschwankungen: Waren sie bis vorhin noch fröhlich, sind sie plötzlich und unerwartet schlecht gelaunt. Auch sind Betroffene oft reizbar, reagieren schon bei kleinen Anlässen über, nehmen Dinge übertrieben ernst und haben Wutausbrüche. Das hängt damit zusammen, dass sie sich schwertun, Nein zu sagen, kann aber auch daran liegen, dass sie Schwierigkeiten haben, Prioritäten zu setzen. Die Anhäufung von Aufgaben, für die Menschen mit ADHS anfangs oft sehr viel Energie haben und für die sie förmlich brennen, kann sie später überfordern. Die Unruhe treibt Menschen mit ADHS immer wieder zu neuen Aufgaben, sie entwickeln ständig neue Ideen. Die Folge ist leider oft Überreizung und sie riskieren viel häufiger, ein Burn-out zu entwickeln als andere Menschen.

Als Partner könnten Sie versuchen, Rücksicht zu nehmen und einen Blick darauf zu haben, was man ihrem Partner zumuten kann. Oft sind es die Angehörigen selbst, die es Menschen mit ADHS unabsichtlich schwer machen, nein zu sagen, weil sie sich enttäuscht zeigen und z. B. zu viel von ihnen erwarten bzw. ihnen zu viel zumuten. Diese Haltung sollte man als Angehöriger vielleicht überdenken, weil sonst leicht ein Teufelskreis entstehen kann. Am Ende haben wir dann Enttäuschung auf beiden Seiten. Über gegenseitige Erwartungen zu sprechen, hilft immer. Damit sehen alle die Situation realistischer und man verringert das Frust-Risiko. Es gibt einfach Auslöser, die die ADHS-Symptome verstärken, und der Mensch mit ADHS muss selbst oder mit der Hilfe eines Therapeuten herausfinden, welche das bei ihm sind. Er muss verstehen, was seine Symptome verstärkt, und auch, was sie eventuell reduzieren kann.

Es gilt der Grundsatz „Hilfe zur Selbsthilfe". Sie kennen das als Angehöriger sicher: Es wird viel Zeit verloren, weil ihr Partner mit ADHS häufig Dinge suchen muss. So kommt man z. B. zu Terminen zu spät und das erzeugt Stress bei dem Betroffenen selbst, aber auch bei seinem Umfeld. Um dem entgegenzuwirken, wird dazu geraten, die Dinge immer am gleichen Ort zu verstauen, sodass Schlüssel, Geldtasche, Führerschein oder Handy einen gewohnten Platz haben und man sie immer schnell findet. Deshalb sollte man Menschen mit ADHS auch nicht kritisieren oder sie sogar als zwanghaft bezeichnen, wenn sie sich angewöhnen, ihre Sachen immer an denselben Ort zu legen. Vielmehr könnte das als Coping-Strategie angesehen werden, d. h. als Bewältigungsstrategie, die dem Menschen mit ADHS das

Leben erleichtert. Positive Verstärkung ist also gut – allerdings sollten Menschen mit ADHS nicht nur auf das Lob von außen angewiesen sein, sondern auch lernen, sich selbst positiv zu verstärken. Dazu gehört auch, sich in Situationen, in denen es vielleicht nicht so ganz zufriedenstellend läuft (z.B. wenn Termine vergessen, Rechnungen nicht rechtzeitig bezahlt werden), selbst das Ziel zur Veränderung zu setzen bzw. sich zu loben, wenn es gelingt.

In erster Linie muss es der Mensch mit ADHS selbst sein, der daran glaubt, dass er seine Symptome positiv beeinflussen kann. Er muss auch derjenige sein, der die Entscheidung trifft, etwas zu verändern. Leider verändern wir oft erst dann etwas, wenn der Leidensdruck wirklich groß ist. Aus diesem Grund ist es gerade, wenn es um Desorganisation geht, nicht hilfreich, dem Menschen mit ADHS alles abzunehmen. Vielmehr könnte man ein Modellfunktion einnehmen und aufzeigen, wie man es anders machen kann. Die Rolle als Vorbild ist bei Erwachsenen sicherlich ein schwierigeres Thema als bei Minderjährigen, auch weil die Angehörigen ja keine Therapeutenrolle einnehmen sollen. Es geht also darum, dass der Mensch mit ADHS in erster Linie selbst entscheidet, bestimmte Strategien anzuwenden und sein Verhalten zu verändern, z.B. indem er Verhaltensweisen von anderen abschaut und zu seiner eigenen Strategie macht.

Die Hyperaktivität von Menschen mit ADHS ist für Angehörige oft anstrengend, weil sie mit dem Rhythmus und der Energie einfach nicht Schritt halten können. So werden E-Mails noch um 3 Uhr in der Früh verschickt und im Urlaub kann man nicht einfach nur am Strand liegend die Seele baumeln oder nach einer Bergwanderung den Abend gemütlich im Hotel ausklingen lassen. Nein, ein Mensch mit ADHS möchte immer etwas unternehmen, weil ihm schnell langweilig wird. Gerade in der Freizeit, bei Veranstaltungen und Konzerten, aber auch im Berufsleben, z.B. in Sitzungen, gehen Menschen mit ADHS anderen Menschen mit ihrer Unruhe oft auch auf die Nerven. Viele Menschen mit ADHS haben deswegen gelernt, sich zusammenzureißen, um andere nicht zu stören. Daheim in der Familie ist dann aber oft keine Kraft mehr dafür übrig, was sich negativ auf das Zusammenleben auswirkt. Dies führt zwangsläufig zu Spannungen in der Partnerschaft und in der Familie.

Diesem Zustand kann man aber entgegenwirken. So ist es sicherlich wichtig, dass Menschen mit ADHS sich Aktivitäten suchen, in denen sie sich austoben können. Sie sollten also einerseits die Freiheit haben, auch individuell unabhängig von Familie und Partnerschaft Hobbys und Aktivitäten nachzugehen, für die einfach nur sie die notwendige Energie und Motivation aufbringen können. Andererseits kann man ihnen bewusst Tätigkeiten übergeben, für die sie förmlich brennen, z.B. die Planung einer Reise. Das klingt vielleicht im ersten Moment komisch, weil Menschen mit ADHS ja auch unter Desorganisation leiden. Geht es aber um den Hyperfokus, also darum, sich auf etwas zu konzentrieren, was einen außerordentlich interessiert, sieht es anders aus – das ist sogar eine der besonderen Ressourcen von Menschen mit ADHS. Sie können gerade aufgrund dieser motivationsbedingten Konzentrationsfähigkeit überraschend viele großartige Ideen entwickeln und dann z.B. eine schöne Reise planen. Auch die motorische Überaktivität kann man in der Familie positiv nutzen, indem z.B. der Elternteil mit ADHS Freizeitaktivitäten mit den Kindern teilt, während sich der andere Elternteil in der Zwischenzeit etwas ausruht. So haben alle etwas davon.

Menschen mit ADHS entwickeln mit der Zeit oft ein negatives Selbstbild und dies wirkt sich auch auf ihr Umfeld aus. Sie müssen lernen, die positiven Aspekte ihrer ADHS zu erkennen, und das kann auch den Angehörigen dabei helfen, die Störung unter einem anderen Blickwinkel zu sehen. Dies führt zu mehr eigener Zufriedenheit, aber auch zu mehr Zufriedenheit in den Beziehungen. Wie alle Menschen brauchen auch Menschen mit ADHS wohlwollende Verstärkung. Will ich also meinem Partner helfen, kann ich z.B. seine Kreativität, Spontaneität, seine starke Motivation loben und seine Begeisterungsfähigkeit positiv hervorheben, wenn er sich für etwas besonders interessiert. In der Psychotherapie ist es wichtig, dass Menschen für ihre psychische und physische Gesundheit selbst Verantwortung übernehmen. Und Sie sind der Partner, nicht der Therapeut eines Menschen mit ADHS!

Kann ich als Angehöriger etwas falsch machen?

In der Psychotherapie spricht man eigentlich nie von richtig oder falsch. Vor allem gilt: Wissen über ADHS ist der erste Schritt, um Menschen mit ADHS zu helfen. Es geht darum zu erkennen, was die ADHS-Symptome verbessert und was sie verschlechtert, und damit um die Frage: Was tut uns gut und was tut uns nicht gut?

Wie bereits im vorigen Kapitel erwähnt, wirkt sich die ADHS-Symptomatik leider oft auch auf die Partnerschaft und das Familienleben aus. Menschen mit ADHS sind es gewohnt, sich in Situationen mit Fremden, z.B. im Berufsleben, sehr zusammenzureißen, um nicht negativ aufzufallen, um nicht zu stören. Im Kreis der Familie fehlt dann oft die Kraft dafür und die Angehörigen bekommen mit aller

Wucht die ADHS-Symptomatik zu spüren. D. h., es kommt zu Wutausbrüchen, Jähzorn und impulsiven Handlungen, bei denen bestenfalls nur Gegenstände beschädigt werden. Auch wenn es den Menschen mit ADHS danach leidtut – es ist schwer, diesen Teufelskreis zu durchbrechen. Es bedarf der genauen Kenntnis, wie diese Situationen ablaufen, um sie zu entschärfen oder idealerweise zu verhindern. Dafür sollten auch die Angehörigen wissen, dass es nicht zielführend ist, die Diskussion fortzusetzen, wenn sie destruktiv wird, wenn also jemand laut wird, schreit, Schimpfworte benutzt oder gar handgreiflich wird. Am besten man einigt sich vorher darauf, dass man, wenn es z. B. laut,die Ausdrucksweise verletzend wird, die Konversation sofort unterbricht und erst dann, wenn beide Gesprächspartner sich wieder beruhigt haben, weiterdiskutiert. Diese Strategie nennt man Time-out. Wichtig ist dabei zu erkennen, dass die „Grundstimmung", vielleicht bedingt durch Stress oder Müdigkeit, unvermeidbar den Gesprächsstil, aber auch das Konfliktverhalten wesentlich beeinflusst.

Menschen mit ADHS leiden oft auch unter Stimmungsschwankungen, in der Fachsprache Affektlabilität genannt. Im Unterschied zu anderen Erkrankungen, bei denen ebenfalls die Stimmung betroffen ist (z. B. Depression), dauern diese Stimmungswechsel nur Stunden oder maximal ein paar Tage an. Die Betroffenen können sich dabei nicht immer an den Auslöser erinnern. Oft ereignen sich Stimmungswechsel auch spontan. Treten z. B. Wutausbrüche aufgrund kleiner Anlässe auf, führt man das auf die sogenannte mangelnde Affektkontrolle zurück. Dabei scheinen Menschen ihren Gefühlen wie Wut, Angst, Traurigkeit wie ausgeliefert zu sein und sie demnach nicht kontrollieren zu können. So wird mit den Kindern gebrüllt, der Mensch mit ADHS wird ungeduldig oder er nimmt es gleich als Kritik auf, wenn sie ihn auffordern, endlich den Müll rauszutragen (worum Sie ihn, nebenbei bemerkt, schon mehr als einmal gebeten hatten).

Wenn man einmal verstanden hat, dass man mit einem Menschen mit ADHS zusammen ist, sollte man ihn deswegen aber nicht wie ein rohes Ei behandeln. Dazu neigen allerdings viele Partner, aus Angst vor dauernden Konflikten oder weil sie letztendlich resigniert und sich damit abgefunden haben, ihm so viel wie möglich abzunehmen und alles allein zu machen. Sie haben sich daran gewöhnt, mit einem „Vulkan an Gefühlen“ zusammen zu sein. Den Menschen mit ADHS aufgrund der eigenen Resignation permanent zu schonen, fördert allerdings auch keine Veränderung bei dem Betroffenen. Diese Strategie ist sicherlich besser, als wenn beide Partner anfangen zu brüllen und gerade in Anwesenheit von Kindern in gewisser Hinsicht die friedlichere. Aber auf Dauer ist sie nicht wirklich empfehlenswert. Denn dabei kommt der Partner mit ADHS einfach zu kurz, leidet unter ständiger Anspannung und – was noch schlimmer ist – unter Einsamkeit, weil auf seine Bedürfnisse keine Rücksicht genommen wird und das Ganze eigentlich nur Schadensbegrenzung ist.

Wie schon gesagt: Der Partner ist nicht der Therapeut des Menschen mit ADHS. Auch Sie als Partner haben Gefühle wie Wut, Angst und Traurigkeit und auch Sie können aufgrund von Arbeit und Familie gestresst sein. Wenn Sie mit einem Menschen mit ADHS zusammenleben, ist es wichtig, bewusst auch die eigenen Bedürfnisse und Gefühle wahrzunehmen und sie zu berücksichtigen. Das gilt nebenbei eigentlich für jede Partnerschaft. Wird nur einseitig Rücksicht genommen, ist das auf Dauer sehr anstrengend. Bedenken Sie außerdem, dass nicht umsonst Personen mit ADHS immer wieder gemieden werden oder es zu Konflikten mit ihnen kommt. Sie können manchmal unberechenbar wirken und Menschen, die sie nicht kennen oder ihnen nicht nahestehen, reagieren dann häufiger mit Abstand. Aus diesem Grund fühlen sich Menschen mit ADHS oft nicht von anderen akzeptiert und „anders". Nicht selten leiden Menschen mit ADHS daher auch unter Einsamkeit. Halten Sie als Partner also zu viel aus und ist das Gleichgewicht aus der Balance geraten, wie sehr sich der Mensch mit ADHS auch um sie bemüht, verstärken Sie ungewollt ein nicht gut funktionierendes Beziehungssystem.

Menschen mit ADHS haben oft sehr ausgeprägte Sinne und sind deswegen häufig empfindlicher, was Geräusche, Gerüche, aber auch die Beschaffenheit von Textilien anbelangt. Wenn zu viele Reize auf Menschen mit ADHS einwirken und sie damit überreizen, spricht man auch von Reizüberflutung. Im Fachjargon heißt diese starke Stressempfindlichkeit auch „emotionale Überreagibilität". Menschen mit ADHS fühlen sich deswegen in Situationen mit vielen Menschen, aber auch in Situationen, in denen es laut ist, leicht gestresst und überfordert. Wenn also z. B. Ihr Partner mit ADHS heimkommt und erst in Ruhe duscht, bevor er Ihnen im Haushalt hilft, könnte dies zum täglichen Ritual werden, das ihm hilft, einen klaren Kopf zu bekommen. Rituale geben dem Tagesablauf Struktur und Sicherheit. So ist regelmäßiger Sport eine gute Möglichkeit, sich abzureagieren und die Emotionen besser zu regulieren. Ausdauersport ist als Individualsport empfehlenswert, weil man damit überschüssige Energie, aber auch Unruhe und Ärger loswird. Viele Menschen berichten, dass ihnen gerade der Ausdauersport früh am Morgen sehr guttut und sie dadurch den ganzen Tag viel ausgeglichener und leistungsfähiger sind. Es kann aber auch eine Sportart sein, die Sie und Ihren Partner verbindet und Ihre Partnerschaft stärkt, weil sie sich dabei gegenseitig unterstützen.

Bei einem Großteil der Menschen mit ADHS bestehen sowohl Konzentrations- wie auch Hyperaktivitätsprobleme. Menschen mit ADHS sind es von Kindheit an gewohnt, dass sie jemand darauf aufmerksam macht, dass sie nicht richtig zuhören, dass sie etwas vergessen haben, dass sie nicht richtig bei der Sache sind. Diese Vorwurfshaltung sollte man also vermeiden, weil es alte Verletzungen trifft und Menschen mit ADHS in dem Fall schnell mit Abwehr und Vermeidung reagieren. Sprechen Sie aber ruhig an, wie es Ihnen damit geht, und versuchen Sie gemeinsam, realistische Ziele zu setzen und es als Team, das sich gegenseitig helfen will, anzugehen. Keiner von uns kann sich leicht und schnell verändern, deswegen sollten wir uns vor allem auf die Stärken unseres Gegenübers konzentrieren.

Werde ich depressiv oder süchtig, weil ich ADHS habe?

Es kommt immer wieder vor, dass bei Menschen ADHS festgestellt wird, die bereits eine andere Diagnose erhalten haben. Die Betroffenen wundern sich dann, warum noch eine weitere Diagnose dazukommt. Das eine schließt aber das andere nicht aus. Wie wir schon in den vorherigen Kapiteln angesprochen haben, leiden Menschen mit ADHS häufig auch unter Stimmungsschwankungen und Affektlabilität.

Die Lebensgeschichten von Menschen mit ADHS sind sehr verschieden und Überschneidungen gibt es bezüglich der ADHS-Symptomatik, aber nicht unbedingt bezüglich der Lebensereignisse. Wir wissen, dass bei Menschen mit ADHS die Wahrscheinlichkeit größer ist, Traumatisierungen zu erleiden oder psychische Erkrankungen wie

Depressionen oder Angststörungen zu entwickeln. Das hat vermutlich auch mit der hohen Sensibilität und der Reizüberflutung zu tun, denen sich Menschen mit ADHS oft ausgesetzt fühlen. Menschen mit ADHS können zwar auf der einen Seite sehr widerstandsfähig sein, funktionieren aber auf der anderen Seite wie ein Schwamm, der alles aufsaugt, was in ihrem Umfeld passiert. Dadurch können Überforderung und ein großer Leidensdruck entstehen.

Eine Depression ist definiert als eine psychische Störung, die von anhaltender Freudlosigkeit, Interesselosigkeit und Antriebslosigkeit geprägt ist. Wichtig ist in dem Fall auch der Zeitfaktor: Von einer Depression spricht man, wenn sie mindestens mehrere Wochen bis Monate anhält. Depressionen können auch wiederkommen, gerade dann, wenn sie unbehandelt bleiben. Wir wissen heute, dass der Ursprung von Depressionen multifaktoriell ist, d. h., dass dabei genetische und Umweltfaktoren zusammenspielen. Klar ist, dass ADHS und Depression nicht automatisch zusammenhängen. Schon allein die Tatsache, dass Menschen ohne ADHS Depressionen entwickeln können, zeigt das. Es ist wichtig, diese Unterscheidung auch bei den Erwartungen bezüglich der Behandlung im Kopf zu behalten. So können z. B. ADHS-spezifische Medikamente, wenn das Gehirn erfolgreich reagiert, zwar auch zu einer Besserung der Stimmungsschwankungen führen, was sich wiederum indirekt positiv auf eine zusätzlich vorhandene Depression auswirken kann. Da die Depression aber trotzdem ein von ADHS unabhängiges Phänomen ist, sind darüber hinaus andere therapeutische Maßnahmen nötig. Das kann eine zusätzliche medikamentöse Therapie sein, eine Psychotherapie oder beides. In der Diagnostik legen wir deswegen besonderen Wert darauf, die Lebensgeschichte eines Menschen zu erfassen. Wir stellen dabei Fragen in alle Richtungen, um gemeinsam mit dem Patienten herauszufinden, welche Gründe es für eine gedrückte Stimmung geben könnte. Das können neben den bereits seit der Kindheit vorhandenen Stimmungsschwankungen und der intensiven Emotionalität auch Lebenserfahrungen wie Mobbing, wiederholte Kritik oder Abwertung und andere Verletzungen sein. Diese Erhebung der Krankengeschichte, die Anamnese, ist der eigentliche Schlüssel zur Bestätigung einer ADHS-Diagnose. In diesem Fall ist das Erkennen einer Depression – und es wird oft vergessen, dass auch schon Kinder depressiv sein können – sehr wichtig.

Zu den typischen Merkmalen einer Depression gehört auch die Verschlechterung der kognitiven Fähigkeiten wie der Konzentrations- und Aufmerksamkeitsfähigkeit – also eines der typischen ADHS-Symptome. Der Unterschied zu ADHS ist aber, dass ein Mensch, wenn er eine Depression überwunden hat, wieder zu seiner ursprünglichen Konzentrations- und Aufmerksamkeitsfähigkeit zurückfindet. Bei ADHS sind die Konzentrations- und Aufmerksamkeitsschwierigkeiten eine Konstante, die bleibt und spätestens im Grundschulalter beobachtbar sein muss.

An dieser Stelle möchte ich betonen: Eine Depression darf nicht einfach mit Traurigkeit und Niedergeschlagenheit verwechselt werden. Eine Depression ist weit mehr als eine gedrückte Stimmung. Menschen mit ADHS sprechen oft von derartigen Zuständen der Niedergeschlagenheit und Stimmungstiefs, aber es bedarf einer genauen Analyse, um zu verstehen, ob es sich um typische Stimmungsschwankungen, z. B. als Folge von Reizüberflutung, handelt oder um eine echte Depression. Ein zusätzliches Problem stellt auch die Tatsache dar, dass der Begriff „Depression“ heute recht inflationär und umgangssprachlich benutzt wird, ohne dass viele überhaupt wissen, was eine Depression tatsächlich ist.

Zudem gibt es Verhaltensweisen, welche eine depressive Symptomatik überdecken können, z.B. jegliche Art von Suchtproblematik. Psychoaktive (also bewusstseinsverändernde) Substanzen, und da schließe ich Alkohol mit ein, schädigen das Gehirn eines Menschen mit ADHS, übrigens genauso wie das Gehirn von Menschen ohne ADHS. Die Anziehungskraft dieser Substanzen kann auf Menschen mit Stimmungsschwankungen und demnach auch auf Menschen mit ADHS stärker sein, weil sie kurzfristig eine stimmungsausgleichende Wirkung haben. Langfristig allerdings werden die Stimmungsschwankungen wie auch die emotionale Empfindsamkeit durch psychoaktive Substanzen stärker und häufig erkennen Betroffene die Wechselwirkung und demnach den Schaden nicht, den sie sich durch den Missbrauch psychoaktiver Substanzen zufügen. Gerade bei Alkohol zahlt es sich aus, die Wirkung nicht unbedingt nach unmittelbarem Gebrauch zu beobachten, sondern den Effekt der Tage danach zu erfassen und mögliche Stimmungsänderungen zu beobachten. Menschen mit ADHS, die über gute Ressourcen verfügen (also ein solides Umfeld, familiäre Unterstützung, stabiles Selbstwertgefühl) und auch Angst vor negativen Folgen haben, fällt es relativ leicht, den Konsum solcher Substanzen rasch wieder einzustellen. Wer hingegen bereits eine Sucht entwickelt hat, dem wird der Verzicht schwerfallen, egal, ob mit oder ohne ADHS, und eine entsprechende Therapie ist dringend angeraten.

Kommen wir also auf die ursprüngliche Frage zurück: Nein, man hat mit ADHS weder automatisch eine Depression, noch entwickelt man zwingend eine Substanzabhängigkeit.

Würde ein anderer Partner besser zu mir passen?

Eine Partnerschaft ist immer eine Herausforderung und diese Frage kann man sicherlich weder mit Ja noch mit Nein beantworten. Wie auch in anderen Kapiteln erwähnt, haben Menschen mit ADHS viele positive Seiten (siehe z.B. S. 172, „Hat ADHS auch Vorteile?") und können, wie alle Menschen, sehr liebenswert sein. Wie bei jeder Beziehung geht es vermutlich mehr darum, welche Seiten überwiegen und ob Sie ihnen gewachsen sind oder nicht. Was jemand in seiner Partnerschaft aushält, ist sehr individuell. Problematisch wird es, wenn wir Situationen und Verhaltensweisen ertragen, die uns nicht guttun, nur weil wir sie z.B. in unserer Ursprungsfamilie so gelernt haben und daher gewohnt sind. Um das noch einmal klar hervorzuheben: Sie sind nicht der Therapeut Ihres Partners und in erster Linie ist er derjenige, der seine ADHS verstehen, damit umgehen und sich unter Umständen um Hilfe bemühen muss. Kein Mensch ist perfekt – aber wenn ein Mensch mit ADHS nicht gelernt hat, die Folgen seiner ADHS einzuschränken bzw. diese durch falsche Gewohnheiten (z.B. suchthaftes Verhalten) sogar noch verstärkt, kann es natürlich zu Problemen kommen, die sich auch auf die Partnerschaft auswirken. Suchtverhalten und andere problematische Verhaltensweisen sind auf Dauer zermürbend für die Partnerschaft. Es geht also nicht unbedingt nur darum, welche besonderen Eigenheiten mein Partner hat, sondern auch darum, was er daraus macht und wie das die Lebensqualität beider Partner beeinflusst.

Die Wahl des Partners verläuft meist unbewusst und Menschen mit ADHS können aufgrund ihrer Vitalität und Spontaneität auch sehr anziehend sein. Auf Dauer kann sich die Vitalität aber als eine versteckte Hyperaktivität zeigen und die Spontaneität als Impulsivität.

Die Hyperaktivität drückt sich dann als Ruhelosigkeit aus, die für den Partner anstrengend und ermüdend sein kann. Die Impulsivität wiederum kann zu unüberlegten Handlungen und damit z.B. zu finanziellen Problemen, auch zu Suchtverhalten führen, welches ernsthafte Probleme für alle Beteiligten nach sich ziehen kann.

Kann man all diese Probleme mit ADHS erklären? Das kann man sicherlich nicht. Wie in allen Partnerschaften geht es darum, den Partner kennenzulernen und mit der Zeit zu verstehen, was passiert, wenn es Probleme gibt. Der Partner mit ADHS sollte sich seiner Störung bewusst sein und diese gut kennen, das ist eine vielversprechende Voraussetzung dafür, eine glückliche Beziehung mit einem Menschen mit ADHS zu führen. Es ist nämlich leider auf der anderen Seite eine Tatsache, dass sich viele Menschen ihrer ADHS nicht bewusst sind und gekränkt bzw. verärgert darauf reagieren, wenn andere sie auf ihre vermeintlichen „Defizite" ansprechen.

Partner können, ohne es zu wollen, einen Teufelskreis herstellen, indem sie genau die Kritik an dem ADHS-Verhalten üben, die die Betroffenen schon seit ihrer Kindheit kennen. Wird dieser Teufelskreis nicht unterbrochen, wird es nervenaufreibend und vor allem frustrierend für alle Beteiligten. Die Frage ist also vielleicht nicht, ob ein Mensch mit ADHS zu mir passt. Sondern ob dieser Mensch, der mit bestimmten neurologisch bedingten Eigenheiten gestartet ist und mit dem es unvermeidbar zu Reibung kommt, die Kraft und den Willen hat, an sich zu arbeiten. Und dieses Prinzip gilt im Grunde für alle Menschen, nicht nur für Menschen mit ADHS. Gegenseitiger Respekt und Kooperationsfähigkeit sind eine gute Basis für alle Arten von Beziehungen.

Es kommt logischerweise auch vor, dass in Beziehungen Menschen mit ADHS auf Menschen mit ADHS treffen. Wie in allen Partnerschaften kann dies sowohl ein Vorteil wie auch ein Nachteil sein. In diesem Fall treffen zwei eher explosive Temperamente aufeinander, was in der Folge auch zu höchst explosiven Konfliktsituationen führen kann. Aber auch Gegensätze ziehen sich an und wenn ein Mensch mit ADHS auf einen Partner trifft, der eben genau anders funktioniert, eskalieren Konfliktsituationen weniger häufig. Ein „besser" oder „schlechter" gibt es dabei nicht, dafür ist jede Beziehungskonstellation zu einzigartig.

Sind Arbeitgeber nach der Diagnose nachsichtig?

Diese Frage kann man nicht mit einem klaren Ja oder Nein beantworten. Es kommt ganz auf den Arbeitgeber an. Es gibt heute die Möglichkeit, eine ADHS-Diagnose klinisch zu bestätigen. Was ein Arbeitgeber aber konkret damit anfängt, ist eine andere Frage. In der Schule kann die Diagnose einem betroffenen Kind manche Dinge erleichtern, indem es z.B. mehr Zeit bei Prüfungen bekommt oder sich aussuchen kann, ob es schriftlich oder mündlich geprüft wird. Im Arbeitskontext fehlen allerdings bisher klare Richtlinien für Unterstützung bei ADHS. Unsere Erfahrung aus der beruflichen Praxis ist: Wenn ein Arbeitgeber bereits mit psychischen Erkrankungen oder Diagnosen in Kontakt gekommen ist, vielleicht aufgrund eigener Erfahrungen im familiären Umfeld, hat er in der Regel weniger Berührungsängste. Dann versteht er auch, dass es darum geht, ein Arbeitsfeld bzw. eine Tätigkeit zu ermöglichen, die nicht nur die Defizite der betroffenen Person berücksichtigt, sondern vor allem ihre Ressourcen.

Wir wissen, dass es in der Schule, unabhängig von den Richtlinien, einfach auch um ein besseres Verständnis von Kindern mit ADHS geht. Es geht darum, dass das Lehrpersonal versteht, dass ein hyperaktives Kind nicht bewusst stören möchte, sondern einen überdurchschnittlichen Bewegungsdrang hat. Oder dass ein unaufmerksames Kind dem Unterricht gerne folgen würde, es aber wirklich große Schwierigkeiten hat, konzentriert zu bleiben. Es ist also wichtig, dass das Lehrpersonal bestimmte Merkmale seiner Schüler mit ADHS besser versteht. Fehlt das Verständnis für ADHS, kann es zu Kommunikationsproblemen kommen und damit auch zu Beziehungsproblemen zwischen Schülern und Lehrern, genauso wie zwischen Lehrern und Eltern. Das Gleiche kann auch bei der Arbeit passieren. Leider können sich da bestimmte Probleme wiederholen, weil ein Arbeitnehmer z.B. unpünktlich erscheint, Flüchtigkeitsfehler macht, Abgabefristen nicht einhält, sich in Teamsituationen nicht an bestimmte Gesprächs- bzw. Verhaltensregeln hält.

Auch in diesem Zusammenhang ist eine wichtige Voraussetzung, dass Sie Ihre ADHS kennen und demnach wissen, was Sie bei der Arbeit besser vermeiden sollten oder wo und für welche Aufgaben man gerade Sie gut einsetzen könnte. ADHS ist eine Erklärung, aber keine Entschuldigung. Es gibt Ziele, die Sie nur mit viel Disziplin erreichen können, für das Erreichen mancher Ziele ist unter Umständen die Einnahme eines Medikaments unverzichtbar und nochmals andere Ziele sind für Sie vielleicht auch einfach unrealistisch. Es ist völlig normal, im Leben Hilfe zu brauchen, egal ob mit oder ohne ADHS. Probleme entstehen aber, wenn man keine Hilfe bekommt oder – noch schlimmer – angebotene Hilfe nicht annimmt.

Bei Personen mit ADHS muss auch immer berücksichtigt werden, wie schwer die Symptomatik ist – wie einschränkend sind die Symptome bzw. wie groß ist der damit verbundene Leidensdruck? Von diesen individuellen Schweregraden hängen auch die therapeutischen Interventionen ab und ebenfalls, wie viel Rücksicht der Arbeitgeber auf Ihre ADHS nehmen wird. Natürlich ist auch das sehr unterschiedlich und auch hier sind wieder Wissen und Kommunikation wichtig. Wenn Sie Schwierigkeiten damit haben, pünktlich zu sein, könnte es von Vorteil sein, wenn Sie sich Ihre Zeit bei der Arbeit flexibel und relativ selbstständig einteilen können, also z.B. mit Gleitzeit arbeiten. Gleichzeitig könnte genau das aber auch eine Falle und ein Handicap für jemanden mit ADHS sein, weil diese Freiheit in der Einteilung zu Chaos und beispielsweise regelmäßigen Überstunden führen könnte. Eine ADHS-Diagnose kann wahrscheinlich in einem solchen Fall nicht viel ausrichten und Sie werden sich an die allgemeinen Regeln halten müssen. Am besten ist es daher, wenn Sie nicht auf die Nachsichtigkeit Ihres Arbeitgebers hoffen, sondern nach bestätigter Diagnose selbst darauf achten, dass Sie Ihre Stärken und Schwächen realistisch wahrnehmen.

Die Kommunikation zwischen Arbeitgeber und Arbeitnehmer spielt natürlich eine große Rolle und sie kann sehr unterschiedlich verlaufen. Ist sie gut, offen und von einem respektvollen Umgang geprägt, kann man gemeinsam schauen, welche Arbeitsabläufe vielleicht verbesserungswürdig sind. Oder man kann besprechen, ob man Sie eher dort einsetzt, wo es von vornherein strukturierte Abläufe, schriftliche Anleitungen oder mehr Bewegungsraum (wenn es der Bewegungsdrang ist, der im Vordergrund steht) gibt.

Zusammengefasst: Arbeitgeber können nur bedingt auf ADHS Rücksicht nehmen. Die Grundlage einer jeden guten Beziehung ist immer ein respektvoller Umgang und das Wissen darüber, dass hinter ADHS-typischen Verhaltensweisen nie eine Absicht steckt.

Wie kann ich meinen Job trotz ADHS gut machen?

Menschen mit ADHS neigen oft dazu, sich schnell zu langweilen, und ihre Leistungsfähigkeit ist von ihrer Stimmung abhängig. Schon allein das kann sich negativ auf die Arbeit auswirken. Wahrscheinlich werden ihre Vorgesetzten und Kollegen darauf nicht viel Rücksicht nehmen und gute Leistungen erwarten. Bei vielen Tätigkeiten müssen Dinge nacheinander erledigt werden und es sind viele Kleinigkeiten zu beachten. Gerade Menschen mit ADHS lassen sich genau von diesen Kleinigkeiten schnell durcheinanderbringen und empfundener Druck steigert den empfundenen Stress. ADHS-Personen reagieren häufig sehr empfindlich auf Kritik oder Verbesserungsvorschläge von Vorgesetzten und regen sich schnell deswegen auf, selbst wenn die Kritik angemessen war. Die dadurch entstehende Frustration kann leicht dazu führen, dass Betroffene alles hinschmeißen und folglich relativ oft den Arbeitsplatz wechseln. In all diesen Fällen gilt es, Strategien zu entwickeln, und zwar Strategien, die langfristig sinnvoll sind und einen reibungsfreien Umgang im Beruf und Privatleben ermöglichen.

Alle Menschen sind gestresster, wenn sie müde sind. Genügend Schlaf und ein gesunder Lebensstil insgesamt sind für alle eine wichtige Voraussetzung, um fit zur Arbeit zu gehen. Menschen mit ADHS sind dazu oft eh schon dünnhäutiger und müssen deswegen besonders gut für sich sorgen. So bereitet z.B. regelmäßiger Ausdauersport indirekt gut auf die Arbeit vor, weil er Stress abbaut und das für ADHS-Personen so wichtige Dopamin stimuliert wird. Das wiederum stabilisiert die Stimmung und fördert die Leistungsfähigkeit. Durch ausreichend Schlaf und regelmäßigen Sport sind sie automatisch weniger reizbar und weniger stressempfindlich, was schon zwei wichtige Grundvoraussetzungen für die Arbeit wären.

Am Arbeitsplatz ist es dann wichtig, das Arbeitspensum richtig einzuteilen. Nehmen Sie sich nicht zu viel vor und schätzen Sie realistisch ein, was Sie bewältigen können. Erledigen Sie dann die Arbeit in kleinen Schritten und bringen Sie jede Aufgabe, die Sie angefangen haben, auch zu Ende. Ganz wichtig: Sie müssen Prioritäten setzen. Es kann nicht alles gleich wichtig sein, sonst entsteht Chaos und genau das möchten Sie ja vermeiden. Ein strukturierter Arbeitsablauf ist also sehr wichtig, damit Sie Ihre Ziele im Auge behalten und letztendlich auch erreichen. Das erhöht die Arbeitszufriedenheit und das Gefühl, einen guten Job zu machen.

Menschen mit ADHS sind oft nicht gut im Delegieren, aber genau das wäre eine gute Idee, vor allem in überfordernden Situationen. Teamarbeit und ein reger Austausch mit den Kollegen fördern nicht nur den Teamgeist, sondern sorgen auch für Abwechslung, was bei jemandem, der sich leicht langweilt, sehr wichtig ist. Das Arbeitsfeld kann man sich nicht, wie den Freundeskreis, aussuchen, aber als Mensch mit ADHS sollte man trotzdem versuchen, die Arbeit und das Miteinander am Arbeitsplatz so gut wie möglich mitzugestalten, damit die Motivation und Zufriedenheit erhalten bleiben.

Auch Bewegung sollte an einem Arbeitstag nicht zu kurz kommen. Wenn es möglich ist, machen Sie in der Mittagspause einen Spaziergang. Heute weiß man außerdem, wie wichtig eine gesunde Ernährung für die Leistungsfähigkeit ist. Bei Kindern hat man schon einen Zusammenhang zwischen ADHS und Zucker gefunden und entdeckt, dass bestimmte Symptome wie gestörter Antrieb, erhöhte Reizbarkeit durch zu viel Zucker begünstigt werden (mehr dazu auf S. 120, „Was kann ich tun?"; S. 214, „Sollte ich auf meine Ernährung achten?", und S. 218, „Fördert Zucker ADHS?").

Ein wohlwollendes Ambiente, in dem nicht hart kritisiert wird, tut natürlich jedem gut. Aber selbst wenn das gegeben ist – Menschen mit ADHS reagieren manchmal einfach überempfindlich. Und hier gilt es zu verstehen: Stehen wir uns selbst im Weg und ist es Zeit, an uns zu arbeiten? Oder könnte ein Arbeitswechsel wirklich sinnvoll sein, weil die Rahmenbedingungen effektiv nicht passen?

Wie viel muss ich als Angehöriger akzeptieren?

Wie schon mehrmals erwähnt, sind Angehörige nicht die Therapeuten von Menschen mit ADHS. Aber sie können, indem sie möglichst gut informiert sind, emotionale Situationen entschärfen und den Erwartungsdruck, der bei Menschen mit ADHS erfahrungsgemäß groß ist, nicht unnötig verstärken. Ich möchte in diesem Fall auch wiederholen, dass es durchaus positive Effekte von ADHS gibt und es deswegen nicht zwangsläufig nur ums Aushalten und damit ums Akzeptieren geht. Wenn sich die Hyperaktivität eines Menschen z.B. darin niederschlägt, dass er beharrlich Aufgaben im Haushalt verfolgt, kann das durchaus ein Gewinn sein. Menschen mit ADHS bringen durch Kreativität auch Abwechslung in den Alltag und der Hyperfokus hilft dabei, Arbeiten beharrlich und auch erfolgreich zu bewältigen. Ihre hohe Sensibilität ermöglicht es ADHS-Betroffenen zudem, Dinge wahrzunehmen, welche anderen gar nicht auffallen.

Aber wir würden nicht von ADHS sprechen, wenn es sich nicht um eine neurologische Besonderheit handeln würde, die auch Probleme schafft und die Betroffenen und Angehörigen vor Herausforderungen stellt. So kann die Desorganisiertheit von Menschen mit ADHS, die chronische Unpünktlichkeit oder die Schwierigkeit, konzentriert zuzuhören, für Angehörige durchaus belastend sein. Wichtig ist dabei, derartiges Verhalten nicht falsch zu interpretieren und z.B. Bosheit oder bewusste Ignoranz anzunehmen. Die Frage ist, ob es Ihnen reicht zu verstehen: Es ist nicht so, dass mein Gegenüber mir nicht zuhören will, sondern er kann es einfach nicht. Menschen mit einer reinen ADHS-Diagnose ohne Zusatzdiagnosen sind in der Regel selbstkritisch und es tut ihnen meistens leid, wenn sie unpünktlich sind, Termine versäumen oder sich aufgrund von kleinen Auslösern übertrieben aufregen. Sie möchten nicht respektlos sein und die anderen sind ihm nicht egal, es steckt niemals Absicht dahinter. Vielmehr äußert sich so auch ein verstärkter Wunsch nach Aufmerksamkeit – nur eben auf eine andere als die „übliche" und leider auch störende Art und Weise.

Sollte ein Mensch allerdings durch sein von ADHS-Merkmalen geprägtes Verhalten die Beziehung zu für ihn wichtigen Menschen ernsthaft gefährden und er zeigt keinerlei Bedauern, so sollte man sich fragen, ob es weitere Gründe über ADHS hinaus dafür geben könnte.

Man kann sicherlich viel bewirken, wenn man offen miteinander spricht und sich gegenseitig unterstützt. Eine ADHS-Diagnose kann bei dem Betroffenen vieles auslösen, z.B. die Motivation, sich selbst besser zu verstehen und an sich zu arbeiten. Viele Menschen mit ADHS entwickeln dann auch erstmals ein Verständnis dafür, dass ihre Angehörigen oft zu Recht an ihre Grenzen mit ihnen kommen. Es gibt aber auch Menschen, deren Leidensdruck eher gering ist und für die deswegen der Gang zum Psychologen nicht infrage kommt. Im einen wie im anderen Fall geht es darum, sich seiner Stärken und Schwächen bewusst zu sein und einen Mittelweg zwischen den eigenen und den Bedürfnissen der anderen zu finden.

Auf die Frage, was Sie als Angehöriger akzeptieren müssen, können nur Sie selbst die für Sie passende Antwort finden. Die Voraussetzung dafür ist, dass Sie verstanden haben, wie sich die ADHS-Merkmale äußern und was es für Therapien gibt.

IST ADHS EINE KRANKHEIT?

Andreas Conca, Nicole Rebekka Conca

Ja, Menschen mit ADHS haben eine sogenannte Entwicklungsstörung. Das bedeutet, dass die Kernsymptome wie Unaufmerksamkeit, Hyperaktivität und Impulsivität schon in der Kindheit aufgetreten sind und zu einem Syndrom (Störungsbild) zusammengefasst werden. Diese wandeln sich dann von Unkonzentriertheit sowie Zappeligkeit im Kindesalter hin zu Rastlosigkeit, Ungeduld und Unentschlossenheit im Erwachsenalter. Der Schweregrad der Kernsymptome und deren Verlauf ist zudem individuell und kontextabhängig; die Betroffenen im Erwachsenenalter müssen dabei aber mindestens die letzten sechs Monate darunter gelitten haben. Um die Diagnose von ADHS als Störung zu definieren, muss ein weiteres Kennzeichen erfüllt sein: Die Symptome wirken sich nachweislich und wiederholt in mindestens zwei von vier Lebensbereichen negativ aus und belasten neben den Betroffenen selbst auch seine unmittelbare Umgebung. Die vier Bereiche sind:

- Beziehung zu Partner und Familie;
- Freundesbeziehungen;
- Freizeitgestaltung;
- Arbeitsplatz.

Die typischen Kernsymptome, ihr erstes Auftreten vor dem 12. Lebensjahr, die Dauer sowie der Schweregrad und die Einflussnahme auf die Person selbst und ihre Beziehungen lassen in ADHS eine Störung erkennen.

Die Diagnose von ADHS bedeutet Erkennen und Verstehen. Es bedeutet die Möglichkeit, das damit verbundene Leid und das veränderte Verhalten und Denken sowie den gestörten Biorhythmus (Herz- und Atemfrequenz, Hautwiderstand, Schlafen, Essen, Verdauen, Sexualität) und die Ursachen zu beschreiben und zu definieren. Das wiederum erlaubt es, die Störung gezielt und personenspezifisch zu behandeln. Entscheidend dabei ist das Gefühl der Betroffenen, anders zu sein als andere. Dieser nach innen, aber auch nach außen getragene Gefühlszustand lässt sich gut mit dem Begriff der Neurodiversität beschreiben (siehe dazu u. a. S. 103, „Fühlen Menschen ohne ADHS anders?“).

Was ist der Unterschied zwischen ADS und ADHS?

Der Unterschied liegt im H, welches für Hyperaktivität steht. Was haben aber die Traumsuse und der Hans Guckindieluft – beide ADS – und der Zappelphilipp – ADHS – gemeinsam?

Sie alle können nicht alters- und situationsentsprechend ihre Aufmerksamkeit lenken und sich nicht ausreichend auf jemanden oder auf etwas konzentrieren mit der Folge, dass die Information nicht gespeichert wird und verloren geht. Dies passiert vor allem dann, wenn die Aufgaben, die Anforderungen, die inneren Gefühlszustände nicht oder nur wenig das Interesse der Person wecken: Das entspricht dem ADS, dem Aufmerksamkeitsdefizitsyndrom. Typische Beispiele sind das Verlegen der Schlüssel, die Schwierigkeit einer Pflichtlektüre oder das mangelhafte Erledigen von Alltagstätigkeiten. Betroffene verlegen wiederholt Haus- oder Autoschlüssel und haben meistens eine eigene Strategie entwickelt, um das Wiederfinden zu erleichtern. Beim Autofahren bleiben Menschen mit ADS oft unfallfrei, stoßen aber dafür beim Einparken bei der einen oder anderen Ecke an. Typisch ist auch, dass Rechnungen grundsätzlich nicht gern gelesen und folglich verzögert bezahlt werden. Langweilig anmutende Verwaltungsaufgaben schieben Betroffene ewig vor sich her oder werden von ihnen wiederkehrend einfach vergessen. Ein anderes Beispiel aus dem Alltag: ADS-Personen haben trotz wiederholter Aufforderung, den Müll zu entsorgen, große Schwierigkeit, dies auch wirklich zu tun. Diese Verhaltensweisen im Alltag sind Ausdruck der Kernsymptome des ADS. In der Kindheit zeigten ADS-Betroffene verträumte und zurückgezogene, nach außen aber eher unauffällige Verhaltensweisen. Das führt auch im Erwachsenenalter noch häufig dazu, dass das damit verbundene Leid, das Anderssein, das Ausgeschlossensein und -werden nicht erkannt werden. Gesellen sich zu ADS Unruhe, Rastlosigkeit, auch im Kopf, sowie Ungeduld – also Hyperaktivitätssymptome –, dann wird aus dem ADS ein ADHS!

Um beim letzten Beispiel, der Entsorgung des Mülls, anzuknüpfen, können dann Menschen mit ADHS auch gereizt und aufbrausend werden. Diese Gefühlszustände bergen oft ein erhebliches Streitpotenzial zwischen Partnern oder heizen eine schon in Schräglage geratene Beziehung in ihrem Kernkonflikt an. ADHS-Betroffene werden beim Einkaufen in einer Warteschlange an der Supermarktkasse oder beim Autofahren im Stau schwer geprüft; ihre innere Unruhe und Ungeduld können sie nur schwer im Zaum halten. Oft führen diese Situationen zu impulsiven Verhaltensweisen: Im Supermarkt kommt es dann zu sinnlosen und überflüssigen sogenannten Zwangseinkäufen, auf der Straße zu wilden Beschimpfungen der Mitfahrer und/oder anderer Autofahrer bis hin zu Kurzschlussreaktionen mit impulsiven Fahrmanövern. Auch das sogenannte „Kopfkino“ mit unzähligen Gedanken, die sich zum Teil im Kreis bewegen (bekannt auch als Gedankenrasen bzw. beschleunigtes Gedankenkreisen) gehört zu den Hyperaktivitätssymptomen.

Im Kindesalter waren ADHS-Patienten oft Abenteurer, Bruchpiloten und Kasperle bei gesellschaftlichen Ereignissen – Verhaltensweisen, durch sie auffielen. Allerdings vorwiegend negativ, was das Erkennen, Verstehen und Akzeptieren einer möglichen ADHS-bedingten Entwicklungsstörung durch Angehörige, pädagogisches Fachpersonal, aber auch Gesundheitspersonal nicht gerade erleichterte. Erwähnenswert ist zudem, dass ADS vorwiegend bei Mädchen vorkommt und häufig unerkannt bleibt, ADHS hingegen eher bei Jungen diagnostiziert wird.

Welche Krankheiten können ihren Ursprung in ADHS haben?

ADHS ist zu über 50 % genetisch bedingt. Der Vererbungsmodus ist recht komplex. Ob Menschen dann schwer, mittelmäßig, leicht oder gar nicht darunter leiden, hängt von körperlichen, psychologischen, pädagogischen, sozialen und wirtschaftlichen Faktoren sowie Bildungschancen und Lebensereignissen ab. Vereinfacht gesagt: Es gibt ADHS-Betroffene, die eine gute Resilienz (Widerstandsfähigkeit) und sichere Bindungen im Leben haben, die die Anerkennung ihres Andersseins erfahren und deshalb gar nicht oder nur leicht bis mittelmäßig erkranken. Andere hingegen sind vulnerabler (verwundbarer), erfahren unsichere Beziehungen und subtile wie auch offene Stigmatisierung. Sie leiden dann verstärkt unter ADHS und seinen Auswirkungen, die sich häufig auch in echten seelischen Störungen zeigen. Über 90 % der ADHS-Patienten im Erwachsenenalter haben deshalb eine psychiatrische Begleiterkrankung, genannt Komorbidität. Es ist gut vorstellbar, wie ADHS auf den Selbstwert wirkt: Das Gefühl, anders zu sein, nicht dieselben Leistungen erbringen zu können wie andere und immer wieder zu scheitern, nagt am Selbstwert und an der Selbstbestimmung.

Bis zu 15 % der erwachsenen ADHS-Betroffenen haben eine behandlungsbedürftige Störung in ihrer Persönlichkeitsentwicklung. Dabei wird allzu oft „nur" die sogenannte **antisoziale Störung** erwähnt, die durch grenzüberschreitendes und gewalttätiges Verhalten gekennzeichnet ist. Fast sensationshungrig wird dann verkürzt behauptet, die Gefängnisse seien voll von ADHS-Patienten.

Manchmal ist das ADHS von einer **Borderline-Persönlichkeitsstörung** nur schwer unterscheidbar und beide treten oft gemeinsam auf – sind doch betroffene Patienten beider Störungen impulsiv, selbstverletzend, innerlich unruhig und getrieben. Es gibt aber doch Unterscheidungsmerkmale. So müssen bestimmte Symptome schon vor dem 12. Lebensjahr vorhanden sein, um das ADHS überhaupt in Betracht zu ziehen. ADHS-Betroffene fühlen sich innerlich oft gelangweilt, während Patienten mit einer Borderline-Störung von einer inneren Leere berichten. Und nicht selten erzählen Patienten, von Langweile und Leere geplagt zu sein, was ein Hinweis darauf ist, dass ADHS und eine Borderline-Persönlichkeit koexistieren.

Auch die Selbstliebe kann durch und bei ADHS gestört werden. So findet man bei Betroffenen relativ oft sogenannte **narzisstische Persönlichkeitsmerkmale** wie das krankhafte Selbstverliebtsein, das mangelnde Einfühlungsvermögen und das Bedürfnis nach Bewunderung.

Mehr als 40 % der ADHS-Patienten leiden an **Depressionen oder Angst- bzw. Panikstörungen**. Dabei passiert es sehr häufig, dass im Erwachsenalter die Depression, die Panik und die Phobie erkannt werden, aber das darunterliegende Syndrom des ADHS übersehen bzw. verkannt wird. Und in der Tat: Unruhe, Unkonzentriertheit, Schlafstörungen und Gedächtniseinbußen sind gemeinsame Symptome und nur schwer dem einen oder anderen Krankheitsbild zuzuordnen.

Abhängigkeitserkrankungen, von Nikotin bis Alkohol, von Cannabis bis zu Kokain, kommen bei ADHS-Betroffenen im Erwachsenenalter recht häufig vor, man spricht von bis zu 35 %. Dabei konsumieren manche ADHS-Patienten die Substanzen zuerst als Selbstmedikation, um dann in die Sucht zu verfallen. Kaufsucht und Internetsucht, sowie ein übermäßiger Konsum von Pornografie gehören zu den sogenannten substanzunabhängigen Suchtstörungen, an denen Erwachsene mit ADHS nicht selten leiden. Patienten mit Essstörungen wie Bulimie oder Fettsucht haben in ca. 10 % zusätzlich ein ADHS. Auch ADHS in Kombination mit Zwangsstörungen kann vorkommen, wobei Letztere nicht selten als Kompensations- bzw. Lösungsstrategien für die Kernsymptome des ADHS fungieren.

Das durch ADHS bedingte Sichandersfühlen und die Besonderheiten bei der Entwicklung des Selbstwerts führen außerdem bei mindestens 5 % der ADHS-Pubertierenden und -Adoleszenten dazu, dass sie die **eigene Geschlechtsidentität** und ihre psychologische und soziale Dimension infrage stellen. Diese Suche bleibt oft im Fluss und kann sich leider auch allzu lange unter dem Mantel von Depressionen, Angst-, aber auch Persönlichkeitsentwicklungsstörungen, Sucht- und/oder selbstverletzendem Verhalten, häufigem Partnerwechsel verbergen.

Sollte in der Kindheit nicht nur ADHS, sondern auch eine sogenannte Teilleistungsstörung wie Lese-, Rechtschreib- oder Rechenschwäche erkannt worden sein, dann verwandeln sich diese im Erwachsenalter oft in eine **allgemeine Verlangsamung**. Betroffene Menschen tun sich schwer mit schnelleren Abläufen; unsichere Gedanken und unentschlossenes Verhalten sind die Folge. Das von außen vermittelte, aber auch im eigenen Inneren sich entwickelnde Gefühl, „nicht ganz ausgebacken“ zu sein, fördert nicht gerade die Selbstwertentwicklung und kann eine wie eben beschriebene ganze Reihe von seelischen Störungen auslösen.

Was vollkommen unterschätzt wird, sind **körperliche Erkrankungen**, die bei ADHS-Patienten um den Faktor 4 erhöht im Vergleich zur Normalbevölkerung vorkommen können. Muskel- und Skeletterkrankungen wie chronische Rückenschmerzen oder neurologische Störungen wie Migräne, Schlafstörungen, Parkinson treten häufig gemeinsam mit ADHS auf. Herz-Kreislauf-Störungen wie Bluthochdruck, Hauterkrankungen wie atopische Dermatosen, Allergien und Nahrungsmittelintoleranzen sowie die Reizdarmerkrankung finden sich bei Menschen mit ADHS deutlich häufiger. Die Gründe dafür sind vielfältig und gut erforscht. Eine gemeinsame Ursache ist dabei sicherlich der innere Dauerstress, unter dem ADHS-Betroffene grundsätzlich leiden. Eine Tatsache, die Geist, Seele und eben auch den Körper dauernd und oft unerkannt belastet und fordert. Auch wiederholte Unfälle und Brüche lassen an eine mögliche Folgeerscheinung bei ADHS-Betroffenen denken. Ursachen dafür sind häufig die Unachtsamkeit, die mangelnde Konzentration und/oder auch das impulsive, unbedachte und abenteuerliche Verhalten. Oft waren diese Patienten schon im Kindesalter als sogenannte „Bruchpiloten“

bekannt, ADHS wurde aber nicht erkannt. Sehr häufig nehmen die Patienten selbst dann zwar ihr Anderssein wahr, bekommen aber kaum Gehör dafür.

Das wiederum bedeutet für Patienten und Angehörige einen verstärkten persönlichen Einsatz, um eine korrekte Diagnose und eben auch eine Therapie zu ermöglichen. Diese Energie entsteht fast ausschließlich aus dem inneren und äußeren Leidensdruck. Aber das allein reicht oft nicht, um zu zufriedenstellenden Lösungen zu kommen. Es bedarf auch entsprechender finanzieller Mittel und stabiler Beziehungen. Überproportional häufig fehlt aber genau das den Patienten, bei denen das ADHS schon in der Kindheit nicht erkannt wurde und die daher in ihrer Ausbildung, ihrer Berufswahl und in ihrem Einkommen eingeschränkt sind. In jedem Fall braucht es Strategien für die Lösung der Probleme und der Betroffene muss besonnen und zielstrebig vorgehen – all das sind Dinge, die einem Menschen mit ADHS besonders schwerfallen. Dies alles löst einen Teufelskreis aus, was die Situation natürlich verschlechtert, die Betroffenen zu Rückzug verleiten oder gar das Gegenteil, nämlich impulsives Verhalten, verstärken kann. Früherkennung bereits in der Kindheit wäre also die beste Therapie und eine echte Vorbeugungsmaßnahme. Aber es gilt der Grundsatz: Es ist nie zu spät! Deshalb sollten Informations- und Sensibilisierungskampagnen für Fachleute und der Zugang zu Spezialambulanzen unbedingt zu einem Kernstück der Gesundheitspolitik werden.

Hat ADHS auch Vorteile?

Bei all dem Leiden, das ADHS und seine Begleiterkrankungen auslösen können, wirkt die Idee, dass diese Störung auch Vorteile haben könnte, zunächst befremdlich. Dennoch ist die Frage mehr als berechtigt. Ehrliche, gute und auch sehr persönliche Antworten kann man den Erzählungen von Betroffenen und ihren Angehörigen entnehmen. So beschreiben die Eltern ihre ADHS-Kinder oft als sehr lebendig, offen und lustig; auch ihre Spontaneität und ihre vielseitigen Interessen werden immer wieder hervorgehoben. Allgemein werden die Kinder als Energiebündel und kreativ beschrieben. Wachsen ADHS-Kinder mit einem solchen positiven Bild auf, wird das Anderssein besser integriert und führt dazu, dass die Betroffenen als Erwachsene oft selbstsicher und selbstbestimmt sind. Die Neugierde und Abenteuerlust können, obwohl oder auch gerade weil sie mit impulsiven Handlungsweisen verbunden sind, überdurchschnittlich die Lebenserfahrung von Menschen mit ADHS bereichern.

Schauen wir uns also einmal die möglichen positiven Seiten von ADHS an. Dabei können fünf große Bereiche beschrieben werden:

1. **Höhere kognitive Leistungen:** Darunter versteht man allgemein die Fähigkeit, Probleme zu lösen, Zusammenhänge zu erkennen und Informationen zu verarbeiten.

2. **Lebendig-dynamisches Energielevel:** Das Energielevel wird bestimmt durch Kraft, Ausdauer sowie die Stärke unseres Denkens, Handelns und Fühlens. Sie kann gut mit einer Batterieladung verglichen werden, die leer, halbleer, halbvoll oder voll anzeigt.

3. **Kreativität:** Sie bezeichnet im allgemeinen Sprachgebrauch die menschliche Eigenschaft, schöpferisch oder gestalterisch zu denken und/oder tätig zu sein.

4. **Anpassungsfähigkeit und Flexibilität:** Ein Kennzeichen des Menschen ist es, sich immer wieder inneren und äußeren Umständen anpassen zu können. Ganz allgemein bedeutet sie die Fähigkeit, sich aus einem unausgeglichenen Zustand ins Gleichgewicht zu bringen.
5. **Psychosoziale Fertigkeiten:** Dazu zählt die Fähigkeit, das innere seelische Wohlbefinden und die sozialen Beziehungen zu pflegen und zu gestalten. Auch Kommunikation, Empathie und Regelverhalten fallen darunter.

Da die meisten Menschen mit ADHS allerdings nicht von all diesen möglichen positiven Seiten ihres Andersseins profitieren können, ist hier eine genauere Auflistung notwendig und hilfreich. Manchmal überschattet das Leiden diese Einzel- oder Teilbereiche und verformt sie bis zur Unkenntlichkeit. Dann sieht und versteht man die positiven Aspekte nicht, außer man weiß, wonach man sucht. Schauen wir uns also die fünf Bereiche genauer an.

1. Höhere kognitive Leistungen

- Bei Menschen mit ADHS wird häufig ein schnelles und analytisches bzw. mathematisches Denken beobachtet. Dazu kommt ihre Fertigkeit, in Bildern zu denken. Auch wenn es erstaunlich klingen mag, nicht selten berichten Personen mit ADHS von guten Gedächtnisleistungen.
- Ein gutes Intelligenzniveau ist eine weitere kognitive Leistung, die Menschen mit ADHS in der Regel mitbringen. Sie wirken auch oft sehr smart. Ihre Fähigkeit, mehrere Gedanken zu pflegen und zum Teil auch Handlungen zu

setzen, sticht hervor und entspricht dem, was allgemein als Multitasking bezeichnet wird. Auch rasches und detailliertes Auffassungsvermögen wird häufig beobachtet.
- Die gestörte Aufmerksamkeit ermöglicht unter bestimmten Umständen eine übergenaue Beobachtung von Einzelbereichen, so als würde ein einzelnes Puzzleteil in den Brennpunkt geraten. Diese Art und Weise wird auch als Hyperfokussierung und Fähigkeit zum Detail beschrieben.
- Ebenso wird bei ADHS-Patienten von einer besonderen Wachsamkeit berichtet – sogar der Hans Guckindieluft und die Traumsuse beschreiben sich als besonders wachsam.

Eine Besonderheit bei all diesen kognitiven Fähigkeiten ist, dass ADHS-Betroffene die Leistung nicht konstant abrufen können. Die Leistung selbst und ihr Erfolg sind von der Motivation und vom Interessengebiet abhängig, aber auch davon, wie gut diese in Bildung und Erziehung erkannt und speziell gefördert wurden.

2. Lebendig-dynamisches Energielevel

- Das Aktivitätsniveau von ADHS-Betroffenen wird häufig als energievoll, begeistert, leidenschaftlich, getrieben und ausdrucksvoll beschrieben.
- ADHS-Kinder und -Erwachsene zeigen nicht selten eine positive Einstellung dem Leben gegenüber, sind glücklich, verhalten sich offen für Alternativen und sind auch geneigt, Gelegenheiten zu erkennen und beim Schopf zu packen.

- Abenteuerlust und Neugierde der Menschen mit ADHS hängen mit ihrer Impulsivität, der Risikobereitschaft und Suche nach Herausforderungen zusammen.

3. Kreativität

- ADHS-Kinder und -Erwachsene zeichnen sich durch ihren Ideenreichtum, ihr assoziatives Denken sowie ihre blühende Phantasie aus.
- Sie besitzen häufig die Fähigkeit, Vernetzungen zu erkennen und Perspektiven zu wechseln.

4. Anpassungsfähigkeit und Flexibilität

- In ihrer Impulsivität und Spontaneität sind Menschen mit ADHS oft freie Geister. Sie sind meinungsoffen und zeigen vielseitige Interessen.
- Sie sind flexibel, können rasch wechseln und Konflikte übertauchen.

5. Psychosoziale Fertigkeiten

- ADHS-Kinder und -Erwachsene werden oft als fürsorglich beschrieben, zeigen ein gutes Einfühlungsvermögen und haben häufig einen ausgeprägten Gerechtigkeitssinn.
- Allgemein sind Menschen mit ADHS stark gefühlsbetont. Ihre Stärke liegt in der Intuition, sie sind sensibel, haben einen gutes Gespür, können leidenschaftlich empfinden und sind schnell Feuer und Flamme für Dinge oder Menschen.

- Weitere positive Merkmale sind ihr soziales, offenes, zugängliches, geselliges und gesprächsbereites Verhalten.

Trotz dieser vielen bemerkenswerten positiven Eigenschaften stehen bei fast allen Betroffenen die leidvollen, durch ADHS bedingten Erfahrungen im Vordergrund. Darüber hinaus sind die aufgezählten Merkmale und Eigenschaften auch nicht grundsätzlich in einem Zusammenhang mit der Störung zu sehen. Nehmen wir z.B. die Kreativität: Es wird immer wieder behauptet, dass ADHS mit dem sogenannten divergenten Denken und damit mit Kreativität verbunden sei. Das ist schlichtweg nicht wahr: Man braucht kein ADHS, um kreativ zu sein, und man ist nicht kreativ, weil man ADHS hat.

Worauf kann ich bei meinem Lebensstil achten?

Achtsamkeit ist in der westlichen Welt seit Beginn des 21. Jahrhunderts in aller Munde. Dabei gilt es, **auf sich zu schauen und seinen Körper, seine Seele und seinen Geist in Einklang zu bringen** – es geht um die Pflege seiner selbst. Es geht dabei darum, die Aufmerksamkeit auf das Hier und Jetzt zu lenken: Indem wir uns auf den gegenwärtigen Moment konzentrieren, nehmen wir unsere Bedürfnisse besser wahr und können besser für uns sorgen. So können wir durch Achtsamkeitsübungen unsere Gesundheit fördern, sowohl die körperliche als auch die seelische und geistige. Inzwischen ist auch bekannt, dass Achtsamkeit von jedem und jederzeit praktiziert werden kann und dass die Pflege des Geistes, der Seele und des Köpers nachweislich Menschen mit Schlafstörungen, Angstzuständen, Depressionen und chronischen Schmerzen hilft. Das bewusste Erleben zu üben führt zur Reduktion von Stress und zu einem wohlwollenden und intensiven Umgang mit sich selbst.

Und was hat das mit ADHS zu tun, fragen Sie sich jetzt vielleicht. AHDS-Personen befinden sich im Dauerstress. Häufig fühlen sie sich getrieben und körperlich unruhig. Sie können ihr Kopfkino kaum abschalten und werden von raschen, sich wiederholenden Gedanken geplagt. Der Stress macht sich bemerkbar durch häufiges Herzklopfen, verstärkte Ein- und Ausatmung, Schlafstörungen wie Einoder Durchschlafprobleme oder frühes Erwachen sowie einen nervösen Magen. Der Appetit leidet, man isst zu viel, zu wenig und auf jeden Fall unregelmäßig und die Verdauung ist oft beschleunigt oder verlangsamt. Die Muskelspannung ist erhöht, dabei schmerzen oft der Nacken, die Schultern und der Rücken. Im Sexualleben gerät einiges in Schieflage, übergriffiges Verhalten oder Lustlosigkeit können die Folge sein. Die ohnehin eingeschränkte Konzentration und Aufmerksamkeit verschlechtert sich und die Gedächtnisleistungen nehmen ab, die Stimmung sackt in den Keller und/oder man erlebt Achterbahnen der Gefühle. Jeder erlebt diese Zustände ganz individuell, aber auch situationsabhängig unterschiedlich.

Dass dabei Atem- und Entspannungsübungen, das Hinhören auf Magen und Muskeln, das Richten der Aufmerksamkeit auf das Hier und Jetzt wirksam sein können, liegt auf der Hand. Es geht also in erster Linie darum, das Wohlbefinden zu pflegen und sich fit zu halten.

Yoga, Meditation und Achtsamkeitsübungen sind dabei kein Behandlungsersatz, sie können aber wesentlich zur Stressreduktion beitragen. Menschen, die an ADHS leiden, können davon profitieren und dies fast ohne Altersgrenze, weder nach oben noch nach unten. Es gibt verschiedenste Übungen zu Achtsamkeit und am besten lässt man sich dazu von erfahrenen Fachkräften beraten. Dann ist es auch leichter, die Übungen als regelmäßige Routine in den Alltag einzubauen.

Wenn die Hauptsymptome von ADHS wie Unaufmerksamkeit, Konzentrationsstörungen und Hyperaktivität/Impulsivität schwach ausgeprägt sind, haben die Achtsamkeitsübungen allein meist schon eine sehr gute Wirkung. Sind die Grundsymptome mittelstark bis stark ausgeprägt, so gilt es, diese zuerst speziell zu behandeln (durch Psychotherapie, Psychoedukation und evtl. Medikamente). Ist die Behandlung erfolgreich, dann sind die Betroffenen häufig stärker und dauerhafter motiviert und damit eher in der Lage, sich auch regelmäßig in Achtsamkeit zu üben.

Betroffene sollten außerdem auf **regelmäßiges und ausgewogenes Essen** achten. Mehr dazu finden Sie auf S. 214, „Sollte ich auf meine Ernährung achten?“.

Auch **körperliche Aktivität** ist Menschen mit ADHS zu empfehlen. Dafür bieten sich z.B. an:

- 3 × 35 Minuten pro Woche Bewegung für die Ausdauer: Laufen, schnelles Spazierengehen, Radfahren;
- 2 × 1 Stunde pro Woche Krafttraining.

Beides sollte allerdings nicht ohne vorhergehende ärztliche Beratung stattfinden.

Wichtig ist außerdem der **Schlaf**! Jeder von uns hat unterschiedliche Schlafbedürfnisse. Bei ADHS ist der Schlaf oft gestört, sodass es sich besonders lohnt, die Regeln der Schlafhygiene einzuhalten. Dazu gehören:

- einen Schlafrhythmus mit regelmäßigen Zeiten von Zubettgehen und Aufstehen einhalten;
- Geräte wie Fernseher, Handy und Computer aktiv aus dem Schlafzimmer verbannen;
- das Zubettgehen so gestalten, dass es individuell angepassten Ritualen folgt.

Weiterhin ist für ADHS-Patienten von großer Bedeutung, den **Alltag und ihren Tagesablauf gut zu planen sowie besondere Aufmerksamkeit auf die sozialen Kontakte** zu richten. Mehr zu dem Thema dieses Kapitels finden Sie außerdem auf S. 95, „Wie kann ich mich kontrollieren?“; S. 197, „Hilft mir in meinem täglichen Leben ein strukturierter Plan?“ und S. 218, „Fördert Zucker ADHS?“.

Was kann schlimmstenfalls mit mir passieren?

Das größte Problem ist, wenn ADHS unbehandelt bleibt. Wenn man an ADHS und an den möglichen Folgen leidet, die Betroffenen selbst, aber auch Mitmenschen keinerlei Verständnis für die Störung haben, Fachkräfte nicht ausreichend ausgebildet sind und somit jegliche Hilfe ausbleibt, dann ist das wohl sehr schlimm.

Daher sollen im Vordergrund die Botschaften stehen:

1. **Es gibt ADHS.**
2. **Man kann es erkennen.**
3. **Man kann es behandeln.**

Ein Nicht-Erkennen oder das Nicht-annehmen-Wollen der Störungen führen dazu, dass Hilfestellungen und Therapieangebote ausbleiben. Dies kann verschiedene Auswirkungen haben und, wie bereits beschrieben, es können durch und rund um das unbehandelte ADHS andere psychische und körperliche Erkrankungen entstehen (siehe dazu z. B. S. 168, „Welche Krankheiten können ihren Ursprung in ADHS haben?“). Die gesamte Lebensqualität leidet darunter. Geringere Schulbildung und eingeschränkte Ausbildungsmöglichkeiten, frühzeitige Nikotin- und Alkoholabhängigkeit, ewige Beziehungsstreits, erhöhte Scheidungsraten sowie Schuldenfallen können Folgen einer warum auch immer nicht erfolgten Behandlung sein.

Diese vielen negativen Auswirkungen können sich auch in einer verkürzten Lebensdauer niederschlagen. Das Gefühl des Lebensüberdrusses und die Selbsttötungsgefahr steigen bei bestimmten ADHS-Patienten ohne Behandlung. Groß angelegte Studien an Tausenden Patienten aus Dänemark z. B. belegen diese Tatsache. Andere (wenn auch wenige) ADHS-Patienten entwickeln ein antisoziales Verhalten und werden gar kriminell.

Der Appell bleibt: Lassen Sie sich behandeln und akzeptieren Sie, anders zu sein! Das nützt nicht nur Ihnen, sondern auch Ihrem sozialen Umfeld, der Gesellschaft und vielleicht auch Ihren Kindern, wenn Sie Ihnen das ADHS vererbt haben.

WANN UND WARUM SOLL MAN ADHS BEHANDELN?

Vincenzo Florio, Emanuele Preziosi, Andreas Conca

Auch wenn ADHS eine komplexe Störung mit vielen Facetten ist, sind es drei Grundsymptome, die den Kern von ADHS ausmachen:

- Störung der Konzentrationsfähigkeit;
- das offensichtliche impulsive Verhalten;
- die häufig gesteigerte Antriebsenergie oder Hyperaktivität.

Diese Symptome können zahlreiche Folgen für die Betroffenen haben. Neben dem Risiko von Unfällen, schulischen oder beruflichen Misserfolgen und Schwierigkeiten in zwischenmenschlichen Beziehungen haben Menschen mit ADHS auch eine höhere Wahrscheinlichkeit, verschiedene körperliche Krankheiten und andere psychische Beschwerden wie Angststörungen, Depressionen, bipolare Störungen und Persönlichkeitsstörungen zu entwickeln. Die emotionalen Wellen, die Impulsivität sowie die oft starke Sehnsucht nach intensiven Erlebnissen führen zu einer verstärkten inneren Unruhe, der ADHS-Betroffene regelrecht ausgeliefert sind. Sie verursachen nicht selten eine Sucht oder auch Herzprobleme, Fettleibigkeit und Diabetes. Außerdem ist bei Menschen mit ADHS immer wieder ein ungesunder Lebensstil sowie ein Mangel an regelmäßiger Bewegung zu beobachten. All diese Auffälligkeiten sind direkt oder indirekt mit den neurobiologischen Anomalien des ADHS verbunden.

Entwickelt sich aus den Basissymptomen eine Störung mit vielen Gesichtern, so ergibt sich geradezu die Notwendigkeit, dass das Behandlungskonzept von ADHS einem sogenannten integrierten und personalisierten Ansatz folgen muss. Dies bedeutet: Abhängig vom Schweregrad, der Ausprägung der Symptome und den Begleiterkrankungen bis hin zum Einfluss auf die Persönlichkeitsentwicklung müssen **Maßnahmen wie die Medikamentenverschreibung, die Psychotherapie und die Psychoedukation** ins Auge gefasst werden. Im Folgenden werden die verschiedenen Interventionsmöglichkeiten genauer erklärt. Dabei wird der zeitliche Ablauf beschrieben, also wann die Therapie begonnen und beendet werden kann, wie sie gehandhabt werden sollte und welche Behandlungen es überhaupt gibt. Auch auf die Wirkungsweise und die Wirksamkeit wird genauer eingegangen.

Konkrete Fallbeispiele und detaillierte Analysen sollen es ermöglichen, einen umfassenden Leitfaden zu erstellen. Über allem soll der Grundsatz stehen, dass ADHS möglichst rasch erkannt werden muss, um eine sichere und wirksame Behandlung rechtzeitig und patientengerecht überhaupt anbieten zu können.

Wann und wie sollte man ADHS behandeln?

Eine **rasche Diagnose und ein frühzeitiges Eingreifen** sind für das Erreichen und Fördern der Betroffenen entscheidend. Zudem ist bekannt, dass die Behandlung in einem frühen Stadium die Entwicklung sekundärer Probleme wie geringes Selbstwertgefühl, Beziehungsprobleme und schulische oder berufliche Schwierigkeiten verhindern kann. Eine regelmäßige Qualitätskontrolle der

Behandlung sowie Absprachen mit den Betroffenen und dem multidisziplinären Team sind dann unerlässlich, um sicherzustellen, dass sie im Laufe der Zeit wirksam bleibt.

ADHS kann eine tägliche Herausforderung sein. Dabei darf man nicht vergessen, immer wieder an die größtenteils genetisch veränderten neurobiologischen Mechanismen zu erinnern, die wesentlich für die Symptome und das Leiden der Patienten verantwortlich sind. Die Entscheidung, ob überhaupt und dann wann und wie mit einer Behandlung zu beginnen ist, ist nicht immer einfach. Grundsätzlich: Je vielschichtiger und leidvoller ADHS erfahren wird, umso mehr braucht es einen **wohlüberlegten Therapieplan**. Dabei gilt die Devise „je früher, desto besser". Folgende Faktoren müssen dabei berücksichtigt werden:

- der Schweregrad der Symptome;
- die unmittelbare Auswirkung auf die eigene Selbstbestimmung und auf die zwischenmenschlichen Beziehungen;
- der Einfluss auf die Arbeitswelt und auf die Freizeit;
- der Einfluss auf Begleiterkrankungen, seien es psychische Störungen oder körperliche Erkrankungen;
- die sehr häufig erkennbaren individuell erlernten Kompensationsmechanismen.

Wird ADHS erst im Erwachsenenalter erkannt, sollte sofort nach der Diagnosestellung mit einem **guten, vernünftigen, dem Patienten angepassten und umsetzbaren Behandlungsvorschlag** begonnen werden, denn dieser stellt eine vertrauensbildende Basis dar.

Bei der **Verschreibung von ADHS-Medikamenten** gibt es kein Alterslimit nach oben, sie sind bei über 90 % der Betroffenen die erste Wahl. Denn das Gehirn ist zwar auch im fortgeschrittenen Alter noch plastisch und lernfähig, aber die ADHS-spezifischen Nervenzellenveränderungen sind etwas eingefahren und „eingerostet". Somit kann das Wissen um die Erkrankung durch die Psychoedukation beziehungsweise die Psychotherapie die Kern-Symptome dann nur noch teilweise verändern. Zum Vergleich: Bei Unter-10-jährigen ADHS-Kindern ohne jegliche Begleiterkrankung kann diese medikamentenfreie Symptomverbesserung immerhin noch bei 70 % erreicht werden. Bei Jugendlichen ab 15 Jahren ist es wie bei den Erwachsenen und eine medikamentöse Therapie sollte unmittelbar nach der Diagnose in jedem Fall in Erwägung gezogen werden.

Neben einer Aufklärung über ADHS und wie es sich äußert, beobachtet man dann die Wirkung und Verträglichkeit der ADHS-spezifischen Medikamente für mindestens vier bis maximal acht Wochen. Dann erkennen Betroffene, Angehörige und Fachleute, welche weiteren Schritte notwendig sind. Dazu zählen die sogenannten nichtpharmakologischen Ansätze wie **Verhaltenstherapie, Training der sozialen Fähigkeiten und stressmodulierende Strategien inklusive Schlafhygiene, Diäten und regelmäßige körperliche Betätigung**. All diese Methoden zielen darauf ab, organisatorische Fähigkeiten wie das Zeitmanagement zu fördern sowie selbstregulierende Deeskalationstechniken zu vermitteln, um am Ende eine bessere soziale und berufliche Anpassung zu erreichen.

Da jedes Individuum mit ADHS seine eigene Geschichte hat, steht es vor **individuellen Herausforderungen und Bedürfnissen**. Die **Personalisierung der Behandlung** ist damit wesentlich. Ein maßgeschneiderter Behandlungsplan erfordert je nach Bedürfnissen und Notwendigkeiten des Betroffenen fast immer den Einsatz eines multidisziplinären Teams. Dieses Team kann Psychiater, Psychologen, spezialisierte Krankenpfleger, Sozialassistenten und natürlich auch Familienmitglieder umfassen, die sich ergänzen und zusammenarbeiten, um die beste Unterstützung zu bieten.

Die folgenden **Beispiele aus dem klinischen Alltag** veranschaulichen, wie und wann eine Behandlung den Betroffenen empfohlen werden kann.

Beispiel 1

Markus ist 24 Jahre alt. Er wendet sich an eine psychologische Beratung, nachdem er in seinem Arbeitsumfeld zunehmend Schwierigkeiten hatte, die Abläufe gut zu planen, immer wieder mit den Aufgaben in Verzug geraten war und sich den Vorgesetzten gegenüber öfters gereizt gezeigt hatte. Diese Schwierigkeiten wurden schon während seines Studiums offensichtlich und wirkten sich schon damals negativ auf seine akademische Leistung und sein Sozialleben aus. In der Anamnese stellte sich heraus, dass Markus bereits in der Grundschule deutliche Konzentrationsstörungen hatte, die bei langweiligen Aufgabenstellungen besonders hervortraten. Oft fiel er auch durch sein lümmelhaftes Benehmen auf. Eine aufmerksame und gezielte Untersuchung konnte zeigen, dass Markus schon in der Kindheit an ADHS litt. Das aktuelle Unbehagen und die berichteten Symptome bestätigten die ADHS-Erkrankung auch im Erwachsenenalter. Da die Symptome sich auf mehrere Lebensbereiche negativ auswirkten, wurde Markus eine medikamentöse Behandlung empfohlen und eine Serie an psychoedukativen Sitzungen angeboten. Die Sitzungen sollten vor allem dazu dienen, ADHS als Störung kennenzulernen und zu erkennen, was es für ihn genau bedeutet. Dieser Ansatz führte bei Markus zu deutlichen Verbesserungen in seinem Arbeits- und Privatleben, was seine Lebensqualität insgesamt zum Positiven veränderte.

Beispiel 2

Helene, eine 30-jährige Frau, sieht ihre künstlerische Karriere aufgrund ihres aufbrausenden Charakters und ihrer organisatorischen Schwierigkeiten gefährdet. Ihre Kreativität und Lebhaftigkeit, die anfangs als Stärken angesehen wurden, wurden zunehmend zu einem Hindernis für ihren künstlerischen Berufsweg und im Umgang mit Finanzen. Zudem begann sie, neben Nikotin und Alkohol auch Cannabis in höheren Mengen zu konsumieren. Helene hatte eine Psychotherapie aufgenommen und mehrere Absetzversuche hinter sich. Die substanzfreien Phasen dauerten aber immer nur kurz an und ihr Selbstwert sowie ihre Gefühle waren immer in Wellenbewegung Als erkannt wurde, dass Helene ADHS hatte, kam es zum Wendepunkt. Sie begann gleich mit einer ADHS-spezifischen medikamentösen Behandlung, führte die Psychotherapie weiter und konnte mit fachlicher Hilfe innerhalb weniger Wochen auch den Substanzmissbrauch beenden. Dieser intergierende Behandlungsansatz ermöglichte es ihr, ihre Kreativität mit einer besseren Strukturierung in ihrem beruflichen und privaten Leben in Einklang zu bringen.

Diese zwei Beispiele unterstreichen die Bedeutung eines **integrierten und personalisierten Ansatzes in der Behandlung, der das Leben der Betroffenen signifikant verändern** kann. Deshalb ist es wichtig, dass frühzeitig an ADHS gedacht, die Diagnose gestellt und rasch mit der richtigen Behandlung begonnen wird. Natürlich ist die Behandlung freiwillig und zunächst möchte nicht jeder behandelt werden. An diesen Beispielen können wir aber sehen, dass die Inanspruchnahme von Fachleuten immer eine Option sein sollte.

Zu unterstreichen gilt: **Bei angemessener Unterstützung können Menschen mit ADHS nicht nur ihre Symptome effektiv managen, sondern auch ihr volles Potenzial ausschöpfen**. Und dies wiederum geht mit einem **erfüllten und zufriedenstellenden Leben** einher.

Muss ich Medikamente nehmen?

Im Erwachsenalter sind die **Medikamente in den allermeisten Fällen die Basis für einen Behandlungserfolg**. Die Entscheidung für eine medikamentöse Unterstützung ist von relevanter Bedeutung, wenn die Symptome erhebliche Auswirkungen auf den Alltag haben und diese den Betroffenen und seine Umgebung auch deutlich in ihrem Freiraum einschränken.

Der Missbrauch von Substanzen wie auch stoffungebundener Missbrauch (z.B. Spielsucht) kann häufig als ein **Versuch der Selbstmedikation** gesehen werden. Dabei versuchen die Betroffenen, die Symptome von ADHS und das damit verbundene seelische Unbehagen durch den Gebrauch von Alkohol, Nikotin, Drogen oder suchthaftes Spielen zu kontrollieren und Wohlbefinden zu erzeugen.

Die Einnahme von Medikamenten für ADHS unter strenger medizinischer Aufsicht kann nicht nur dazu beitragen, die direkten Symptome zu mildern, sondern auch das Risiko der Entwicklung der an anderer Stelle genannten organischen Krankheiten und anderer psychischer Störungen zu reduzieren (siehe dazu auch S. 168, „Welche Krankheiten können ihren Ursprung in ADHS haben?“). Eine **angemessene**

medikamentöse Behandlung verbessert die Konzentrationsfähigkeit, reduziert die Impulsivität und Hyperaktivität und bietet somit eine solide Basis für die Bewältigung täglicher Herausforderungen. All dies führt dazu, dass Betroffene **gesünder, vernünftiger und gesundheitsbewusster** leben, das riskante Verhalten deutlich in den Hintergrund stellen und damit in eine allgemeine Verbesserung des Wohlbefindens investieren können.

Es ist jedoch wichtig zu betonen, dass nur bei ca. **einem Drittel der ADHS-Betroffenen eine alleinige medikamentöse Behandlung** greift. Bei den anderen zwei Dritteln braucht es einen **breiteren therapeutischen Ansatz**, der auch psychologische Unterstützung, Verhaltensinterventionen und gezielte Therapien zur Behandlung anderer begleitender Störungen, falls vorhanden, umfasst. Vergleicht man die Behandlung von ADHS mit dem Erlernen von Autofahren, lassen sich die unterschiedlichen Methoden gut bildlich nachvollziehen: Der Fahrer ist der Patient, das Auto das Gehirn und das Fahren steht für Verhalten und Stimmung. Bei dem Drittel der Betroffenen, das nur das Medikament braucht, bedarf es lediglich eines gefüllten Tanks, damit der Motor (= das umschriebene Gehirnareal) mit ausreichend Benzin (= Dopamin) versorgt ist. Die anderen zwei Drittel benötigen eine umfassende Motorwartung sowie eine Reihe von Fahrstunden, damit sich der Fahrer selbstbestimmt im Alltag bewegen kann.

Das Ziel für diejenigen, die einer integrierten Behandlung bedürfen, ist daher ein zweifaches: die Symptome effektiv zu managen und die notwendige Unterstützung zu bieten, um die häufig mit ADHS einhergehenden Schwierigkeiten zu mildern, indem ein angemessenes Niveau der allgemeinen Gesundheit und langfristiges Wohlbefinden gefördert wird.

Um zurück zur Kapitelfrage zu kommen: Ja, in der Regel sollen Erwachsene, die von ADHS betroffen sind, eine medikamentöse Therapie erhalten. Allerdings sollten sie nie eingesetzt werden, um Menschen „perfekt" und angepasst zu machen, aber häufig verbessern sie einfach markant die Lebensqualität von Menschen. Manchmal stellen sie auch eine symbolische Krücke dar, die vielen Betroffenen hilft.

Welche Medikamente haben wir zur Verfügung?
In Europa steht für die medikamentöse Behandlung von ADHS eine breite Palette von Medikamenten zur Verfügung, die darauf abzielen, die Lebensqualität der Betroffenen durch die Behandlung von Symptomen wie Impulsivität, Konzentrationsschwierigkeiten und Hyperaktivität signifikant zu verbessern.

Als erste Wahl gelten die sogenannten stimulierenden Medikamente (Amphetaminderivate). Als zweite Wahl gibt es die sogenannten nicht-stimulierenden Medikamente. Sie sind eher als Alternative zu verstehen und kommen bei Unverträglichkeit oder auch Nicht-Wirksamkeit der stimulierenden Präparate zum Einsatz.

Methylphenidat gehört zu den stimulierenden Medikamenten und ist ein Zentralnervensystem-Stimulans, das die Dopamin- und Noradrenalin-Spiegel im Gehirn erhöht. Bei Dopamin und Noradrenalin handelt es sich um Neurotransmitter, die essenziell sind, um die Konzentration und Aufmerksamkeit zu lenken, den Antrieb und das innere Energieniveau zu modulieren. Aufmerksamkeit und Konzentration verbessern sich.

Methylphenidat ist unter verschiedenen Handelsnamen erhältlich, darunter Ritalin, Equasym und Medikinet. Die Handelsnamen können von Land zu Land unterschiedlich sein. Es gibt verschiedene

Dosierungen sowie unterschiedliche Produkte, die entweder rasch (nach ca. 30 Minuten) oder etwas zeitverzögert (nach 3–4 Stunden) ins Blut und damit ins Gehirn übergehen.

Die Dosis wird für den Einzelnen individuell gefunden und richtet sich danach, wie der Betroffene darauf anspricht. Als minimale Dosis gelten 10 mg, während sich die maximale Dosis nach dem Körpergewicht ausrichtet. Die häufigsten, reversiblen und unter der 10-%-Wahrscheinlichkeit liegenden Nebenwirkungen sind Schlaflosigkeit und Unruhe, verminderter Appetit, Kopfschmerzen, eher selten erhöhter Blutdruck und erhöhte Herzfrequenz sowie das Auftreten oder die Verschlimmerung von Ticks.

Lisdexamfetamin wird in Italien noch nicht vermarktet, in Deutschland, Österreich und der Schweiz ist es erhältlich. Dieses Medikament ist eine Prodrug des Stimulans Dexamfetamin, das erst nach der Verdauung im Körper in seine aktive Form gebracht wird. Dieser Prozess bietet einen therapeutischen Effekt über den ganzen Tag. So wird über eine längere Wirkdauer die Impulsivität reduziert und die Konzentration verbessert.

Lisdexamfetamin wird in Dosierungen von mindestens 30 mg bis maximal 70 mg pro Tag verschrieben. Zu den häufigsten, reversiblen und unter der 10-%-Wahrscheinlichkeit liegenden Nebenwirkungen gehören Mundtrockenheit, Schlaflosigkeit, Gewichtsverlust, Reizbarkeit und Schwindel.

Dextroamphetamin wird in Italien nicht vermarktet, in Deutschland, Österreich und der Schweiz ist es erhältlich. Dabei handelt es sich um ein Zentralnervensystem-Stimulans, das ähnlich wirkt wie Methylphenidat und Lisdexamfetamin, aber einen Wirkmechanismus hat, der einen direkteren Anstieg der Dopamin- und Noradrenalin-Spiegel im Gehirn fördert.

In Europa ist es in Dosierungen von 5 bis 40 mg pro Tag erhältlich. Zu den häufigsten, reversiblen und unter der 10 %-Wahrscheinlichkeit liegenden Nebenwirkungen gehören Nervosität, Schlafschwierigkeiten und verminderter Appetit.

Es ist wichtig zu betonen, dass die Verwendung von Dextroamphetamin aufgrund des potenziellen Risikos für Missbrauch und Abhängigkeit eine enge medizinische Überwachung erfordert.

Atomoxetin, ein selektiver Noradrenalin-Wiederaufnahmehemmer, erhöht die Noradrenalin-Spiegel im Gehirn, was dazu beiträgt, die Aufmerksamkeit zu verbessern und die Impulsivität zu kontrollieren.

Unter dem Handelsnamen Strattera erhältlich, wird Atomoxetin in Dosierungen typischerweise von mindestens 18 mg bis maximal 100 mg pro Tag verschrieben. Zu den häufigsten, reversiblen und unter der 10-%-Wahrscheinlichkeit liegenden Nebenwirkungen gehören Übelkeit, Müdigkeit, trockener Mund, Sexualstörungen und in seltenen Fällen Leberprobleme.

Im Herbst 2023 wurde das Medikament in Italien vom Markt genommen – aus Gründen, die ausschließlich mit Lieferbeschränkungen zusammenhängen und nicht mit mangelnder Wirksamkeit oder Verträglichkeit.

Die Wahl des Medikaments und der angemessenen Dosierung für die Behandlung von ADHS hängt von einer sorgfältigen Bewertung ab, die den Schweregrad der Symptome, etwaige Begleiterkrankungen, die Reaktion auf vorherige Behandlungen und die Toleranz gegenüber

Nebenwirkungen berücksichtigt. Besondere Beachtung müssen mögliche Interaktionen mit anderen Medikamenten bekommen.

Ein präziser und personalisierter Ansatz und die regelmäßige Überwachung durch Arzt und Krankenpfleger sind entscheidend, um die Wirksamkeit und Sicherheit der Behandlung zu gewährleisten und die relativ geringen Nebenwirkungen im Griff zu haben. Dabei ist die Zusammenarbeit mit den Patienten und deren Familien wesentlich, um den Behandlungspfad erfolgreich zu meistern und somit das bestmögliche Ergebnis zu sichern.

Wie funktionieren diese Medikamente?
Ob es sich um Stimulanzien oder Nicht-Stimulanzien handelt: Jedes in der Behandlung von ADHS eingesetzte Medikament hat einen signifikanten Einfluss auf die neurophysiologische Funktionsweise des Gehirns und zielt darauf ab, die durch die Störung beeinträchtigten kognitiven und verhaltensbezogenen Funktionen und die damit veränderten Neurotransmitteraktivitäten zu modulieren und zu verbessern.

Wirkmechanismus der Stimulanzien: Stimulanzien wie Methylphenidat und Dextroamphetamin wirken, indem sie die Verfügbarkeit bestimmter Neurotransmitter im Gehirn erhöhen, vor allem Dopamin und Noradrenalin. Diese **Neurotransmitter spielen eine Schlüsselrolle bei der Regulierung von Konzentration, Aufmerksamkeit, Bewegung, Stimmung und Stressreaktion**. **Dopamin** moduliert Motivation und Vergnügen und ist besonders für das Belohnungssystem des Gehirns von entscheidender Bedeutung. **Noradrenalin** hingegen beeinflusst auch die Wachsamkeit und die Reaktionsfähigkeit auf Reize. Noradrenalin ist der Neurotransmitter, der in Stresssituationen freigesetzt wird, somit eine sofortige Reaktion des Körpers auf eine mögliche Gefahrensituation aktivieren kann und die sogenannte „Kampf-Flucht"-Reaktion modelliert.

Wenn nun eine Person mit ADHS ein Stimulanzmittel einnimmt, kommt es zu einem Anstieg der Neurotransmitter-Spiegel von Noradrenalin und Dopamin in den Synapsen, den Verbindungsstellen der Neuronen. Dieser Anstieg verbessert die Signalübertragung im Gehirn, was zu besserer Konzentration, verminderter Impulsivität und effektiverer Kontrolle von Hyperaktivität beiträgt. Stimulanzien „normalisieren" also die Aktivität bestimmter Gehirnareale, die bei Menschen mit ADHS in geringerem Maße aktiv sind, insbesondere jene, die an der Kontrolle von Aufmerksamkeit und Verhalten beteiligt sind.

Wirkung der Nicht-Stimulanzien: Nicht-Stimulanzien wie Atomoxetin haben einen leicht anderen Wirkmechanismus. Atomoxetin ist ein sogenannter selektiver Noradrenalin-Wiederaufnahmehemmer, der dazu führt, dass der Botenstoff Noradrenalin anhaltend ansteigt. Dieser **Anstieg von Noradrenalin hilft, die Aufmerksamkeit zu verbessern und Impulsivität sowie Hyperaktivität zu reduzieren**, ohne sich auf den Neurotransmitter Dopamin auszuwirken, was eben für die Stimulanzien charakteristisch ist.

Die Wirkung auf die Neurophysiologie des Gehirns: Auf zentraler Ebene bewirken sowohl Stimulanzien als auch Nicht-Stimulanzien Veränderungen im Netzwerk neuraler Verbindungen, die Aufmerksamkeit, Impulskontrolle und Verhaltensaktivierung steuern. Diese Medikamente können dazu beitragen, die Aktivität in umschriebenen Gehirnregionen neu zu balancieren, einschließlich des präfrontalen Kortex, der für Planung, Entscheidungsfindung und

Verhaltensregulierung entscheidend ist, und des Nucleus accumbens, der am Belohnungssystem beteiligt ist. Durch diese Wirkmechanismen verbessern ADHS-Medikamente nicht nur die Konzentration, die Aufmerksamkeit und das Verhalten, sondern können auch positive Effekte auf kognitive Fähigkeiten wie das Arbeitsgedächtnis und exekutive Funktionen haben. Diese Auswirkungen auf die Neurophysiologie des Gehirns ermöglicht Personen mit ADHS, ein angemesseneres tägliches Funktionsniveau zu erreichen.

Wie lange dauert die Behandlung?

Die Dauer der medikamentösen Behandlung von ADHS variiert stark von Individuum zu Individuum und hängt von verschiedenen Faktoren ab: Dazu gehören vor allem die Schwere der Symptome, die Reaktion auf die Behandlung und das Vorhandensein von etwaigen Komorbiditäten. Da ADHS eine Bedingung ist, die sich im Laufe des Lebens einer Person ändern kann, kann sich die Notwendigkeit einer medikamentösen Behandlung ebenfalls im Laufe der Zeit ändern.

Allgemein lässt sich zur Dauer der Behandlung Folgendes sagen: Bei einer Ersteinstellung sollte die Medikation, sofern sie wirksam ist und gut vertragen wird, mindestens 12–18 Monate kontinuierlich verschrieben werden. In einigen Fällen kann eine medikamentöse Behandlung nur für bestimmte Zeiträume, z. B. während des Studiums, notwendig sein, um Symptome zu managen, die auch das Lernen und die akademische Leistung beeinflussen. Bei anderen sollte eine deutlich längere Behandlung erfolgen, besonders bei Symptomen, die im Erwachsenenalter fortbestehen und die Lebensqualität, die zwischenmenschlichen Beziehungen sowie den beruflichen Erfolg signifikant beeinflussen. Der Entscheidungsprozess bezüglich der Dauer der Behandlung sollte immer individuell angepasst werden und auf einer kontinuierlichen Bewertung des Individuums basieren. Diese Bewertung beinhaltet die Kontrolle der Wirksamkeit des Medikaments, die Betrachtung der Nebenwirkungen sowie die Berücksichtigung von Änderungen in den Lebensumständen oder Bedürfnissen der ADHS-Person.

Betroffene selbst fragen oft nach, ob nicht medikamentenfreie Perioden eingelegt werden können. Gemeinsam mit Betroffenen, Angehörigen und dem Betreuungsteam kann auch über Absetzversuche nachgedacht werden. Dies kann besonders nützlich sein während der Adoleszenz oder im Erwachsenenalter, wenn es Personen gelingt, neue Bewältigungsstrategien zu entwickeln oder wenn sich Veränderungen in ihrer Lebens- oder Arbeitssituation ergeben, die ihre Symptome positiv beeinflussen. Bei der Überlegung, das Medikament abzusetzen, ist es wichtig zu betonen, dass die medikamentöse Behandlung von ADHS Teil eines breiteren therapeutischen Ansatzes sein sollte, der psychologische Unterstützung, verhaltensbezogene Interventionen und, falls notwendig, Umweltanpassungen und Änderungen der täglichen Routine umfasst. Dieser integrierte Ansatz hilft sicherzustellen, dass das Individuum mit ADHS die umfassendste Unterstützung erhält und auch bei Absetzversuchen der Medikamente weiter durch nicht-medikamentöse Maßnahmen unterstützt wird.

Zusammengefasst lässt sich also sagen: Die Dauer der medikamentösen Behandlung für ADHS ist individuell und muss regelmäßig in Zusammenarbeit mit den Fachleuten und den Angehörigen neu bewertet werden, sie orientiert sich aber an einer initialen Mindestdauer von 12 bis 18 Monaten. Das Ziel ist, das bestmögliche Gleichgewicht zwischen effektivem Symptommanagement und Minimierung von Nebenwirkungen zu finden, um sicherzustellen, dass die Person mit ADHS ein zufriedenstellendes und konstruktives Leben führen kann.

Hilft mir in meinem täglichen Leben ein strukturierter Plan?

Ordnung und Präzision scheinen für viele Menschen mit ADHS unerreichbar. Bei ihnen besteht eine genetisch bedingte Veranlagung für organisatorische Schwierigkeiten, Zeit und Raum zu verwalten. Daraus ergibt sich, dass klare Anweisungen sehr wichtig sind, denn sie ermöglichen eine effektive Organisation des Alltags und fördern die Fähigkeit, Routinetätigkeiten besser zu bewältigen. Sind nämlich das Zeit- und Raumgefühl eingeschränkt, wird der Alltag von ADHS-Betroffenen durch ihre Kernsymptomatik erst recht negativ beeinflusst. Das Bewusstsein für diese Einschränkung sowie die Einsicht in diese „Unordnung" und die damit verbundenen Schwierigkeiten sind der erste Schritt zu einem verbesserten Umgang mit diesen Herausforderungen.

Wie aber werden diese Schwierigkeiten erkannt? Die typischen Symptome bei einer veränderten Zeit- und Raumwahrnehmung sind:

- **Schlechtes Zeitgefühl:** Eine falsche Wahrnehmung der Zeit führt dazu, dass wir uns und den Menschen um uns herum weniger Zeit widmen. Als Folge könnte dies dazu führen, Termine zu überlappen oder sich in bestimmten Aufgaben zu verlieren; diese Geschehnisse erwecken den Eindruck, unzuverlässig zu sein. Die Betroffenen hingegen haben das Gefühl, dass ihnen die Zeit abhandenkommt.

- **Prokrastination**: Betroffene fallen dadurch auf, dass sie Dinge aufschieben, sie scheinen die Erfinder und Verfechter des Spruches „Was Du heute kannst besorgen, das verschiebe ruhig auf morgen“ zu sein. Aufgaben werden dann nicht abgeschlossen oder hastig und ungenau erledigt.
- **Schwierigkeiten, aktiv zu werden**: Viele Betroffene haben den Wunsch, keine neue Aktivität zu beginnen, was den Beginn neuer Projekte kompliziert. Dies darf nicht mit Unlust oder Interesselosigkeit depressiver Menschen verwechselt werden.
- **Chronische Verspätung:** Dabei wird häufig eine schlechte Zeitabschätzung mit schlechter Organisation verwechselt.
- **Termine, Verpflichtungen und Fristen vergessen:** Auch wenn dies im Kleinen zunächst banal erscheinen mag, so kann es doch zu größeren Komplikationen führen. Dazu gehören Probleme bei der Arbeit (die Fertigstellung einer Arbeit nicht respektieren oder eine Prüfung nicht vorbereiten), in der Beziehung (einen Jahrestag oder ein Abendessen vergessen) oder im Haushalt (Rechnungen nicht bezahlen).
- **Im Chaos leben** (zu Hause, Kleiderschrank, Büro, Schreibtisch): Häufig werden Gegenstände verloren oder an falsche Orte gelegt und dann nicht wiedergefunden.

All diese Schwierigkeiten können die Lebensqualität beeinträchtigen und sollten nicht unterschätzt werden.

Obwohl es kein Geheimrezept gibt, kann ein strukturierter Ansatz sehr hilfreich sein, um solche Aspekte zu bewältigen. Struktur und

Routine können ein Gefühl von Vorhersehbarkeit und Kontrolle bieten, was dazu beiträgt, Angst zu reduzieren und die Zeitverwaltung zu verbessern, zwei häufige Herausforderungen für Menschen mit ADHS. So kann schon ein strukturierter Plan im Behandlungserfolg den Unterschied ausmachen.

Innerhalb eines psychoedukativen Programms ist es möglich, Strategien zu erlernen, um einige dieser Probleme zu begrenzen. Natürlich ist keine Strategie zur Verwaltung von Raum oder Zeit unfehlbar und es bedarf Geduld, um Hilfsstrategien auszuprobieren. Es ist auch viel Training erforderlich, um sich daran zu gewöhnen, nützliche Tricks in den Alltag zu integrieren.

Verbesserung der Zeitverwaltung

Menschen mit ADHS kämpfen oft mit der Zeitwahrnehmung und können Schwierigkeiten haben, ihre Tage effizient zu organisieren. Eine detaillierte Planung, einschließlich der Aufteilung von Aufgaben in handhabbare Schritte unter Verwendung von automatischen und elektronischen Erinnerungen, kann helfen, die Aufmerksamkeit zu lenken und den Fokus zu behalten, um dann z.B. Aufgaben fristgerecht zu erledigen.

Verringerung von Hyperaktivität und Impulsivität

Eine gut strukturierte tägliche Routine kann einen Rahmen bieten, der die Möglichkeiten für impulsives oder hyperaktives Verhalten begrenzt. Zu wissen, was erwartet wird und was zu bestimmten Zeiten des Tages erforderlich ist, kann helfen, die eigene Energie produktiver zu kanalisieren, und reduziert unerwarteten Stress.

Erhöhung des Bewusstseins und der Kontrolle

Die Verwendung von Planungswerkzeugen wie Kalendern und Zeitmanagement-Apps kann das persönliche Bewusstsein für eigene

Gewohnheiten und Verhaltensmuster erhöhen. Dies kann zu einer besseren Selbstregulierung und Impulskontrolle führen, was die Fähigkeit erhöht, bewusste Entscheidungen über die eigene Zeit und Handlungen zu treffen.

Verbesserung der Konzentration

Eine ordentliche Umgebung und klare Planung können Ablenkungen reduzieren und eine bessere Konzentration ermöglichen. Für Menschen mit ADHS kann das Entfernen visueller Unordnung und das Organisieren des Arbeits- oder Lernumfelds nach spezifischen Bedürfnissen einen großen Unterschied ausmachen und bewirken, dass sie sich auf Aufgaben oder das Lernen konzentrieren können.

Unterstützung der psychischen Gesundheit

Schließlich kann eine tägliche Strukturierung der Förderung der psychischen Gesundheit dienen. Planbarkeit kann Stress und Angst reduzieren und das Gefühl der erbrachten und erfolgreichen Leistung das Selbstwertgefühl steigern und zu einer positiven Lebenssicht beitragen.

Abschließend kann festgehalten werden: Für Menschen mit ADHS können die Entwicklung und Aufrechterhaltung eines strukturierten Plans für das tägliche Leben nicht nur nützlich, sondern entscheidend für eine deutliche Verbesserung der Lebensqualität sein. Sie bieten die Werkzeuge, um einige der häufigsten Herausforderungen im Zusammenhang mit ADHS zu bewältigen und ermöglichen eine signifikante Verbesserung im täglichen Funktionieren.

Braucht man immer eine Psychotherapie?

Um die Frage gut beantworten zu können, braucht es vorerst eine klare Definition von Psychoedukation und Psychotherapie.

Psychoedukation
Der psychoedukative Ansatz zielt darauf ab, Personen mit psychischen Störungen zu unterstützen (Selbstmanagement), zu informieren (Einsicht) und Vorschläge zu unterbreiten, die die Fähigkeiten für eine bessere Lebensführung fördern (Empowerment). Psychoedukation kann an Patienten oder Familien und Partner gerichtet sein.

Psychoedukation ist in Unterziele gegliedert und geht auf folgende Bereiche ein:

- wissenschaftlich über die Störung aufzuklären und zu informieren (Ursache, Diagnose, Prognose usw.);
- das individuelle Funktionieren wegen des ADHS zu verstehen;
- Unterstützung anzubieten bei der Bewältigung von Dysfunktionalitäten, die von Betroffenen gezeigt werden, auch im Zusammenhang mit verschiedenen Altersgruppen und Entwicklungsstufen;
- Tipps und Strategien zu vermitteln, welche die Selbstregulierung der Betroffenen fördern und das Verhalten in den häuslichen, schulischen und anderen Kontexten verbessern;
- realistische Erwartungen hinsichtlich der ADHS-bestimmten Funktion zu setzen;

- Kontakte und Links zu Organisationen anzubieten, die sich auf lokaler, nationaler und internationaler Ebene mit ADHS befassen;
- qualifizierte Fachliteratur und webbasierte Hinweise sowie Informationen über Software und spezielle Anwendungen zu geben.

Die Psychoedukation ist ein ausgezeichneter Ausgangspunkt für viele psychische, aber auch körperliche (z. B. Diabetes, Bluthochdruck) Störungen. Besonders nützlich ist sie also auch für ADHS, angesichts der großen Ressourcen, die oft mit solch einem „Funktionieren“ einhergehen. In einigen Fällen ist es jedoch vorrangig, den Psychotherapie-Weg zu beginnen.

Psychotherapie

Man kann verschiedene Arten von psychotherapeutischen Interventionen unterscheiden, die sich durch das Setting (wo und wie findet Therapie statt) und die theoretische Ausrichtung (Psychotherapieschulen) auszeichnen. Die kognitive Verhaltenstherapie hat in zahlreichen klinischen Studien ihre Wirksamkeit bewiesen. Sie basiert auf dem Konzept, dass Verhaltens- und emotionale Reaktionen stark von Gedanken und Überzeugungen beeinflusst und moderiert werden. Der Begriff „kognitiv“ bedeutet, dass die Behandlung sich insbesondere auf mentale/geistige Prozesse konzentriert, ohne natürlich andere Komponenten zu vernachlässigen. Dieses Modell wurde als wirksame Behandlung für verschiedene psychische Störungen anerkannt und aus diesem Grund in viele nationale und internationale Leitlinien aufgenommen.

Ziel dabei ist es, die Auswirkungen der Symptome zu reduzieren und die Funktionsfähigkeit des Klienten zu verbessern, dank einer Veränderung, die dessen emotionales Leiden dauerhaft lindert. Es handelt sich um einen psychologischen Ansatz, dessen Hauptziel das Erlernen neuer Verhaltens- und kognitiver Fähigkeiten oder Modalitäten ist. Insbesondere richtet sich die Aufmerksamkeit des Psychotherapeuten auf dysfunktionale Verhaltensweisen, Überzeugungen und Gedanken, die Unbehagen verursachen.

In der Therapie lernt der Klient, das Verhalten in Situationen, die Unbehagen schaffen, zu ändern. Sie konzentriert sich auf die Veränderung spezifischer Aktionen und ihr Ziel ist es, die Bedeutung kognitiver Aspekte (Gedanken, Überzeugungen) zu vermitteln. Das Bewusstsein dafür hilft, das eigene Leben zu verbessern, sich mit gefürchteten Situationen auseinanderzusetzen und sich auf eine neue und für das psychische Wohlbefinden konstruktive Weise mit der Realität zu verbinden.

Es gibt Umstände, unter denen der Psychologe raten könnte, mit der Psychotherapie zu beginnen und dann zur Psychoedukation überzugehen. Dies kann der Fall sein für eine Person, die zwar eine schwierige Vergangenheit hatte, welche mit tiefgreifenden Auswirkungen auf den Alltag verbunden ist, die aber dadurch nicht verletzbarer wurde, sondern – ganz im Gegenteil – das Bedürfnis nach persönlichem Wachstum und Stabilität erkennen lässt. In diesem Fall ist es wichtiger, zuerst einen Weg einzuschlagen, bei dem sich die Person selbst besser kennenlernt, um eigene Dysfunktionen zu bewältigen, bevor ein rein psychoedukativer Kurs ratsam ist.

ZUSAMMENFASSUNG

Die Behandlung von ADHS folgt grundsätzlich einem integrierten Ansatz, der eine medikamentöse Behandlung mit psychosozialen und psychotherapeutischen Interventionen kombiniert, um die Symptome rasch und effektiv anzugehen und die Lebensqualität zu verbessern.

Medikamente wie Methylphenidat, Lisdexamfetamin, Atomoxetin und in bestimmten Kontexten Dextroamphetamin wirken auf die Gehirnneurotransmitter, verbessern die Konzentration, reduzieren die Impulsivität und regulieren Hyperaktivität. Die Wahl der medikamentösen Behandlung erfordert stets eine individuelle Bewertung und sorgfältige Überwachung, um die Vorteile zu optimieren und die Nebenwirkungen zu minimieren.

Neben der Pharmakotherapie zeigen Interventionen wie die kognitive Verhaltenstherapie gute Ergebnisse, indem sie den Betroffenen effektive Bewältigungsstrategien bieten, das Symptommanagement verbessern und häufig mit ADHS assoziierte psychiatrische Komorbiditäten angehen. Die Therapie ist besonders nützlich im Umgang mit niedrigem Selbstwertgefühl, Beziehungsproblemen und organisatorischen sowie Zeitmanagementproblemen.

Ein strukturierter täglicher Plan erweist sich als unverzichtbarer Bestandteil zur Behandlung und bietet ein weiteres Werkzeug zur Verbesserung der täglichen Funktion. Die Schaffung einer vorhersehbaren Routine, die Verwendung von Organisationswerkzeugen wie Kalendern und Apps und die Anpassung der Umgebung zur Reduzierung von Ablenkungen können die Autonomie und Effizienz bei täglichen Aktivitäten erheblich steigern.

Auch wenn der Weg zur richtigen Behandlung mühsam ist, bietet allein schon der diagnostische Prozess eine wesentliche Hilfe. Den ADHS-Zustand sowie die persönliche Denk-, Gefühls- wie auch Verhaltensweise zu verstehen, dient als erster Schritt zu einem bewussten Leben. ADHS sollte deshalb keine Ausrede für eine Störung sein, sondern als eine Herausforderung für eine gesundheitsfördernde Investition gesehen werden.

IST ADHS HEILBAR?

Andreas Conca, Nicole Rebekka Conca

Wikipedia beschreibt Heilung als den „Prozess der Herstellung oder Wiederherstellung der körperlichen und seelischen Integrität nach einem Leiden oder einer Krankheit oder die Überwindung einer Versehrtheit oder Verletzung durch Genesung“. Während der Heilungsbegriff sinngemäß ein „Ganz-Werden“ bedeutet und auch ausdrückt, bezeichnet das „Genesen“ ursprünglich ein „Davongekommen-Sein“ aus einer Gefahr.

ADHS ist, wie wir nun alle wissen, vielmehr als eine Störung mit spezifischen Symptomen. Sie ist auch Ausdruck einer Neurodiversität, eines Zustandes, welcher sich eben durch das Grundgefühl des Andersseins auszeichnet. Von diesem Grundgefühl kann man offensichtlich nicht geheilt werden, da die Neurodiversität als Seinszustand einfach existiert und unveränderbar zu der Person gehört. Allerdings können Menschen mit ADHS eine erfolgversprechende Behandlung erfahren: In der Tat kann man sich von den Hauptsymptomen der Störung und deren unmittelbaren negativen Auswirkung befreien. Zudem können nur leicht ausgeprägte Kardinalsymptome auch ohne fachspezifische Interventionen so in den Hintergrund rücken, dass man von Genesung sprechen könnte. Die Diskussion um Heilung oder/und Genesung ist keine Spitzfindigkeit, sondern aus Sicht der Autoren eine einzigartige Chance, die Haltung und den Umgang vorerst mit **Integration** und dann mit **Inklusion** eingehend zu beschreiben, zu beleben und auch aktiv zu pflegen. So wichtig und wertvoll dies ist, sprengt diese Auseinandersetzung allerdings den Rahmen dieses Buches. Daher einigen wir uns hier darauf: **ADHS ist behandelbar**.

Neben der wiedergewonnenen Fähigkeit, sich zu konzentrieren, die Aufmerksamkeitsspanne zu erweitern und innere Ruhe zu finden, kann und soll diese Genesung auch die Eigenverantwortung und die Selbstwirksamkeit der Betroffenen fördern und stärken. Diese Entwicklung nennt man **Empowerment**.

Erwähnenswert ist, dass die psychischen und körperlichen Begleiterkrankungen dabei nicht automatisch mitgenesen. Aber es trifft sicherlich zu, dass Betroffene mit den Begleiterkrankungen bewusster umgehen und auf die verschiedenen und störungsspezifischen Behandlungen auch deutlich besser, schneller und nachhaltiger ansprechen. Dieser Prozess wird als **Recovery** beschrieben, aber eben nicht einfach im Sinne einer Wiederherstellung/Genesung. Durch das Wahrnehmen des Leidens, das Begreifen der Störungen und die damit verbundene Behandlung würden im idealen Fall die Betroffenen in der Beziehung zu sich selbst, mit ihren Mitmenschen und auch mit den Fachleuten sowie der Umgebung/Natur wachsen. Schlichtweg wird man um Erfahrungen reicher und stärkt die Resilienz; dabei ist ein aktiver Einsatz Voraussetzung.

Kann ich es allein schaffen?

Damit ist wohl in erster Linie gemeint, ob man mit ADHS auch ohne Behandlung selbstbestimmt leben kann. Grundsätzlich ist die Frage zwar mit Ja zu beantworten, die Frage ist nur, auf welche Kosten und mit welchen Folgeschäden?

Leidet man ausschließlich an leichten und einzelnen ADHS-Symptomen, brauchen die Betroffenen in der Regel keine Hilfe von außen. Sind aber Konzentration, Aufmerksamkeit sowie Gefühls- und Verhaltenskontrolle eingeschränkt und wirken sich negativ auf die Autonomie, den Beziehungs- sowie Arbeitsalltag und die Freizeit aus, wird es schwer bis unmöglich, nur aus eigener Willenskraft und/oder Unterstützung aus dem Umfeld die vielen kleinen, aber auch größeren durch ADHS bedingten Herausforderungen zu überwinden. Da braucht es fachspezifische Behandlungen. Diese können aber auch nur dann Erfolg haben, wenn der Betroffene mitmacht. Das eigene Leiden und das Wissen um die Störung sind in der Regel der Antrieb und die Motivation, die empfohlenen Strategien ernst zu nehmen, umzusetzen und einzuhalten. Die Betroffenen sollten sich ihrer Verantwortung bewusst werden: Dieses Bewusstwerden, das Verstehen, woran man leidet, auch Krankheitseinsicht genannt, gehört ganz klar zum Genesungsprozess.

Wichtig ist dabei, dass auch die unmittelbare Umgebung, Familienangehörige, Freunde und das Arbeitsumfeld über die Störung informiert und für die daraus folgenden Schwierigkeiten sensibilisiert werden. Selbstverständlich müssen nicht alle alles wissen. Der Austausch von Informationen soll ausgewogen sein und sich ausschließlich auf die unmittelbaren Auswirkungen der ADHS beziehen. Die Betroffenen selbst bestimmen, ob und was und mit wem das Wissen um die Störung geteilt wird. Dies obliegt ihrer Freiheit und ihrer Verantwortung.

Innerhalb der Familie ist die Hemmschwelle zum Austausch in der Regel nicht so hoch, ganz nach dem Motto „Geteiltes Leid ist halbes Leid“. In der Arbeitswelt fürchten sich hingegen sehr viele vor

Stigmatisierung und wer möchte schon gern Opfer von Gerüchten und Tratschereien sein. Ein umsichtiger Umgang mit sich selbst und mit den Vorgesetzten und Kollegen, denen man sich anvertraut, nimmt aber auch Druck, Sorge und Belastung – hier gilt der Spruch „Ehrlichkeit währt am längsten". Aber wie schon gesagt, diese Entscheidungen obliegen den Betroffenen selbst.

Sind Rückfälle häufig?

Hinter dieser Frage stecken mindestens vier Fragen. Beginnen wir mit Frage 1:

1. **Wenn man in der Kindheit ADHS hatte, es behandelt wurde und man als auskuriert/genesen galt – kann es im Erwachsenenalter wieder ausbrechen?**

Grundsätzlich ja. Einen Rückfall dieser Art erfahren Betroffene vor allem in außergewöhnlichen Stresssituationen oder in unerwarteten Krisenmomenten wie Trennungen, Verlusterfahrungen, Schuldensituationen oder Arbeitsplatzverlust. In diesem Zusammenhang können sich tatsächlich die Impulsivität, innere Unruhe und/oder die Konzentrations- bzw. Aufmerksamkeitsfähigkeitsprobleme, begleitet auch von Schlafstörungen, über die normale Stressreaktion hinaus, also ADHS-spezifisch, zeigen. Aber wie lässt sich dies unterscheiden von Reaktionen, die nichts mit ADHS zu tun haben? Am besten spüren bzw. erkennen es die Betroffenen selbst. Sie sind fähig, aus der Erfahrung und Erinnerung die Symptome zuzuordnen. Die Fachkräfte hingegen sind aufgerufen, gemeinsam mit den Klienten und ihren Angehörigen die Stressreaktionen von Symptomen des ADHS zu unterscheiden und einzuordnen. Dabei entdeckt man nicht selten, dass im Lebensverlauf unterschwellig doch noch sogenannte

Restsymptome des ADHS immer wieder zum Vorschein kamen. Diese konnten aber immer gut unterdrückt bzw. kompensiert werden.

Ein weiterer Moment, der es ermöglicht, „normale" Stressreaktionen von ADHS-Symptomen zu unterscheiden, ist der Zeitfaktor. Bei „normalen" Stressreaktionen sind die reaktiven Veränderungen ausschließlich auf das unmittelbare Geschehen beschränkt und dauern nur vom Beginn bis zum Ende der stressbedingten Episode. Sie können sich also zwar durchaus auch über einige Wochen bis Monate zeigen, aber wenn die Stresssituation vorbei ist, verschwinden sie. Die ADHS-spezifischen Einschränkungen hingegen „köcheln" so vor sich hin und lassen sich meistens über einen längeren Zeitraum (Monate bis Jahre) nachweisen – ein Stressmoment bringt sie dann lediglich an die Oberfläche.

Häufiger aber erleben „ehemalige" ADHS-Patienten das Ausbrechen von Begleiterkrankungen bzw. einen Rückfall bekannter körperlicher und/oder psychischer Begleiterkrankungen. Das kann z.B. ein Alkohol- und Nikotinrückfall sein. ADHS-Betroffene erleiden auch depressive oder Angstepisoden oder sie entwickeln massive Schwierigkeiten, auf belastende Ereignisse angemessen zu reagieren. Auch die Verletzungsgefahr, Blutdruckkrisen, Infektanfälligkeiten und allgemeine Glieder-/Muskelschmerzen können vermehrt auftreten. In der Regel gilt es in solchen Fällen, nicht nur die offensichtlichen Störungen und Symptome zu behandeln, sondern auch die ADHS-Symptome ins Behandlungskalkül miteinzubeziehen.

Alles in allem ist es für ADHS-Patienten jedenfalls ratsam, in die Gesundheit zu investieren, um in Stresssituationen gewappnet zu sein – eine Empfehlung, die im Grunde genommen an uns alle gerichtet ist.

2. Ist der Behandlungszyklus im Erwachsenalter erfolgreich abgeschlossen, ist der Betroffene schon mehr als drei Jahre stabil und möchte das Medikament kontrolliert absetzen, wie hoch ist dann das Risiko, dass ADHS wieder aufritt?

Wenn die Betroffenen auf ihr persönliches Wohlergehen achten, ein gutes und individuelles Risikomanagement betreiben sowie mögliche Begleiterkrankungen überwunden oder gut behandelt sind, dann ist das Risiko relativ gering. Voraussetzung ist eine beständige Motivation und damit ein relativ hoher Energieaufwand, sich regelmäßig um die Gesundheit zu kümmern. Es ist daher ratsam, einen Stabilitätspakt abzuschließen oder auch ein Vorbeugeprogramm zu entwerfen. Dieser Stabilitätspakt soll in erster Linie mit sich selbst und dann erst mit den Fachpersonen vereinbart werden.

Es ist also entscheidend, regelmäßig – anfänglich einmal im Monat, später genügt dann alle drei Monate – einen Check-up einzuplanen und durchzuführen. Empowerment, Selbstbestimmtheit und Selbstwirksamkeit sind hier die Zauberwörter. Auch Gespräche mit Fachpersonen sind dabei wichtig. Ihre Frequenz nimmt dann allerdings zunehmend ab, bis irgendwann auch einmal im Jahr ausreichend ist. Es geht also darum, sich selbst zu beobachten, und auch, wie man selbst von außen wahrgenommen wird.

Die Check-ups sollen grundsätzlich folgende Fragen beinhalten: Gestalte ich meine „Kontroll-Visiten“ regelmäßig und termingerecht? Wie investiere ich in meine Gesundheit und wie achte ich darauf? Wie pflege ich meine Beziehungen zu mir selbst, zu meinen Mitmenschen und zur Umgebung/Natur? Wie erlebe ich diese Beziehungen? Als erholsam, anstrengend, befriedigend? Wie ernähre ich mich? Wie schlafe ich? Bewege ich mich regelmäßig? Was mache ich in der Freizeit?

Gehe ich meinen Hobbys nach? Woran merke ich, dass der Stresspegel zu hoch steigt?

Manche Betroffenen erstellen ein ganz persönliches Tagebuch oder Logbuch. Gesundheits-Apps können dabei helfen, die gesundheitsfördernden Maßnahmen verlässlich durchzuführen und einzuhalten. Darin werden z.B. durch Grafiken wie Tabellen die Entwicklungen sichtbar gemacht und ermöglichen es, Verläufe in ihrer Stabilität oder eben Instabilität rasch zu erkennen.

3. **Kann die Therapie wie die medikamentöse Behandlung mit der Zeit an Wirkung verlieren und somit ein Wiederaufflackern der Störung verursachen?**

Ja, das kann tatsächlich vorkommen, und zwar nicht so selten. Immerhin beklagt jeder vierte Betroffene, dass die Medikamente an Wirkung verlieren. Die Konzentrationsfähigkeit und die Aufmerksamkeitsspanne lassen nach, auch wird häufig von Unruhe und Gereiztheit berichtet. Sollten diese Symptome auftreten, dann sollten diese mit den Fachkräften besprochen werden. So können mögliche andere Ursachen wie körperliche und/oder Begleiterkrankungen oder eine unregelmäßige Einnahme der Medikamente ausgeschlossen werden. So können z.B. schon ein banaler grippaler Infekt bzw. dessen Auswirkungen eine Erklärung für die Rückfall-Symptome sein. Oft wird auch übersehen, dass natürliche hormonelle Veränderungen, z.B. altersbedingt und/oder geschlechtsspezifisch wie während der Menstruation oder in der Schwangerschaft ebenfalls ADHS-ähnliche Symptome verursachen oder verstärken können. Diäten, Gewichtsveränderungen, verändertes Rauch- oder Trinkverhalten, aber auch übermäßiger Internetkonsum können ebenso Konzentrationsschwächen, Unruhe und gereizte Stimmung verursachen. Zudem kann auch die Einwirkung der Medikamente auf die Verdauung eine Rolle spielen.

Wenn sich der Verdacht allerdings bestätigt, dass das Medikament selbst an Wirkung verloren hat, dann gibt es grundsätzlich drei Möglichkeiten:

- Die Dosis muss erhöht/angepasst werden.
- Es kann eine Medikamentenpause eingelegt werden, um dann wieder das alte Medikament neu zu verschreiben.
- Es wird ein Medikamentenwechsel vorgenommen.

Eine gute und vernünftige Selbstbeobachtung sowie eine kompetente und regelmäßige Beratung sind auch in diesem Falle die Basis, um auf schwierige Fragen und herausfordernde Situationen immer wieder verständliche und konkrete Antworten zu finden.

4. Verläuft ADHS auch in Schüben, im Sinne eines Kommens und Gehens von Symptomen?

Nein. Am besten kann man sich einen schubhaften Verlauf wie eine Wellenbewegung vorstellen: Wellen bauen sich auf, brechen dann und laufen aus. Auch wenn man nach all diesen Beschreibungen fast meinen könnte, dass ADHS auch in Schüben verlaufen kann, so ist dies nicht der Fall. ADHS verläuft nicht autonom in Schüben oder zeigt sich als vereinzelte Episode. Wenn Menschen mit ADHS unter Symptomen leiden, die kommen und gehen, dann sind das Zustände, die sehr wahrscheinlich anderen Störungen zuzuordnen sind.

Sollte ich auf meine Ernährung achten?

Eine gesunde und ausgewogene Ernährungsweise wirkt sich grundsätzlich positiv auf unsere Gesundheit und auf unser Wohlbefinden aus. Bei vielen Erkrankungen kann eine bewusste Ernährung bzw. eine Ernährungsumstellung eine Symptomverbesserung erwirken.

So gibt es auch bei ADHS eine Reihe von wissenschaftlichen Untersuchungen, die Hinweise darauf geben, dass der Faktor Ernährung einen durchaus positiven Einfluss auf ADHS-Symptome haben kann.

Menschen mit ADHS können allerdings möglicherweise größere Schwierigkeiten haben, eine gesunde Ernährung einzuhalten, oder durch mangelnde Impulskontrolle einen höheren Konsum von Zucker und Süßigkeiten aufweisen und dadurch auch an Übergewicht leiden. Einige Inhaltsstoffe aus der Nahrung oder auch Mangelerscheinungen können einen direkten oder indirekten Einfluss auf den Hirnstoffwechsel haben. So scheint beispielsweise eine ausreichende Proteinzufuhr einen positiven Effekt auf die Exekutivfunktionen zu haben, während Zucker ADHS-Symptome verstärken kann. Schauen wir uns die verschiedenen Ansätze genauer an:

- **Nährstoffdefizite** können mit ADHS in Zusammenhang gebracht werden. Oft sind die **Vitamin-B2-, B6- und B9-Werte** bei ADHS-Patienten verändert, im speziellen der Vitamin-B9-Spiegel (Folsäurespiegel). Meist ist dieser zu niedrig, in manchen Fällen aber auch zu hoch. Daher ist es stets wichtig, eine Laborkontrolle durchführen zu lassen, um Mangelerscheinungen zu definieren und Vitamine bzw. Nahrungsergänzungsmittel nach Rücksprache mit dem behandelnden Arzt gezielt einsetzen zu können. Ein ausgeglichener Folsäurespiegel kann unsere Hirnleistung (Konzentrations- und Merkfähigkeit, kognitive Leistungsfähigkeit) nachweislich verbessern. Gemüse wie Spinat und Broccoli sowie Vollkornprodukte und Leber enthalten dieses wichtige Vitamin aus dem B-Komplex.

- Auch **Omega-3-Fettsäuren** haben einen großen Einfluss auf unsere Gehirnfunktion und die Psyche. Sie können die Aufmerksamkeit und das Arbeitsgedächtnis (Speicherfähigkeit unseres Gehirns) verbessern. Der Omega-3-Blutspiegel ist bei ADHS-Patienten im Vergleich zu Kontrollpersonen nicht selten deutlich reduziert. Da diese langkettigen, mehrfach-ungesättigten Fettsäuren nicht vom menschlichen Organismus selbst hergestellt werden können, sollte man den täglichen Bedarf mit Lebensmitteln wie fettreichen Fisch, Leinsamen, Walnüssen oder Avocados unterstützen. Bei einem nachgewiesenen Mangel ist es allerdings kaum möglich, diesen durch die Ernährung auszugleichen. In diesen Fällen wird eine Omega-3-Supplementierung mit hochwertigen Präparaten aus der Apotheke, welche einen hohen EPA-(Eicosapentaensäure) und DHA-(Docosahexaensäure)-Gehalt aufweisen, empfohlen. Mehr zu Nahrungsergänzungsmitteln finden Sie auch auf S. 95, „Wie kann ich mich kontrollieren?“.
- Die Redewendung „auf sein Bauchgefühl hören“ kommt nicht von ungefähr. Ein **gesunder Darm** hat auch bei psychiatrischen Erkrankungen einen hohen Stellenwert. Nicht umsonst spricht man von der **Mikrobiom-Darm-Hirn-Achse**. Das Mikrobiom beschreibt die Gesamtheit aller Mikroorganismen, welche sich auf dem menschlichen Körper und eben auch im Darm befinden. Diese Bakterien helfen nicht nur bei der Verdauung, sondern schützen den Menschen vor Krankheitserregern, stärken das Immunsystem und produzieren lebensnotwendige Botenstoffe und Vitamine. Ist das Mikrobiom gestört, kann sich das neben

der Entwicklung chronischer Erkrankungen wie Diabetes, Depressionen oder Gewichtsveränderungen auf das allgemeine Befinden der Person auswirken. Die Zusammensetzung der Darmbakterien kann das Nervensystem beeinflussen und die Verarbeitung emotionaler Reize verändern. Eine ballaststoffarme, zuckerreiche Ernährung mit einem hohen Anteil an tierischen Fetten kann die Darmflora stören. Für ein gesundes Mikrobiom im Darm wird eine **ausgewogene ballaststoffreiche Ernährung** empfohlen. Nach einer Antibiotikabehandlung, Darmspiegelung, Magen-Darm-Erkrankung, bei Depressionen, ADHS u. v. m. wird eine mehrwöchige Therapie mit **Probiotika** empfohlen, um die Darmflora wieder aufzubauen. Auch hier gilt die Empfehlung, hochwertige Produkte aus der Apotheke einzunehmen.

- Auch **Nahrungsmittelunverträglichkeiten oder Intoleranzen** können Verhaltens-, Aufmerksamkeits- und Konzentrationsstörungen auslösen oder verstärken. Vor allem bei zusätzlichen körperlichen Beschwerden wie Kopf- und Bauchschmerzen sowie Schlafstörungen kann eine Diät oder **Ernährungsumstellung** eine wirksame zusätzliche Behandlungsmethode bei ADHS sein.

Die **Eliminationsdiät** oder **„Few Foods Diät“** ist eine restriktive Diät, die hilft, jene Nahrungsmittel zu identifizieren, welche unerwünschte Wirkungen hervorrufen. Bei der Eliminationsdiät handelt es sich um eine diagnostische Diät und nicht um eine dauerhafte. Problematische Lebensmittel wie Gluten, Milchprodukte oder bestimmte Zusatzstoffe werden vermieden. Zu Beginn der Diät sind nur Reis, Truthahnfleisch, einige Gemüse- und Obstsorten, Ghee und Salz erlaubt. Sprechen die Patienten mit ADHS mit einer Verhaltensänderung wie der Abnahme der Impulsivität und Symptomlinderung von Konzentrationsstörungen und Unruhe an, werden zusätzliche Lebensmittel schrittweise wieder eingeführt, um feststellen zu können, welche unter Beibehaltung der Ergebnisse vertragen werden. Anhand der Resultate kann eine individuelle längerfristige Ernährungsform entwickelt werden. Die Eliminationsdiät stellt eine große Herausforderung dar und erfordert eine sorgfältige Überwachung durch Fachpersonen (z. B. Diätassistenten).

Eine **mediterrane Ernährung oder Mittelmeerdiät**, basierend auf Obst, Gemüse, Hülsenfrüchten, Nüssen, Fisch, Olivenöl und Vollkorngetreide mit einem mäßigen Verzehr von Milchprodukten und Wein und einer geringen Aufnahme von Fleisch, raffiniertem Getreide und zuckerhältigen Produkten hat eine nachgewiesen positive Auswirkung auf die psychische Gesundheit einschließlich der Verbesserung von kognitiven Fähigkeiten.

Abschließend lässt sich sagen, dass jede diätische Maßnahme viel Engagement vom Betroffenen erfordert und es eine zumindest teilweise Unterstützung von Fachpersonen benötigt. Zudem spielen psychosoziale Faktoren wie familiärer Zusammenhalt, sozioökonomischer Status und kultureller Hintergrund eine wichtige Rolle bei Lebensstilveränderungen. Eine **Nahrungsmittelumstellung** kann als **symptomlindernder Baustein** in der Behandlung von ADHS gesehen werden, jedoch nicht als Ersatz für eventuell notwendige medikamentöse Therapien oder Psychotherapie.

Fördert Zucker ADHS?

Eine gesunde und ausgewogene Ernährung ist eine wichtige Investition in unsere Gesundheit. Wie wir alle wissen, wirkt sich ein übermäßiger Zuckerkonsum auf unsere Gesundheit aus und kann zu Erkrankungen wie Adipositas, Diabetes oder zu Herzkreislauferkrankungen führen.

Aber hat Zucker auch **Einfluss auf unsere Hirnfunktion**? **Die Antwort ist ja**, denn unser Nährstoffhaushalt und Glucosestoffwechsel beeinflussen auch den Botenstoffwechsel im Gehirn. Serotonin, Dopamin, Acetylcholin und GABA sind wohl die bekanntesten der etwa 100 bisher erforschten Botenstoffe (Neurotransmitter), welche im Gehirn verschiedene Funktionen haben. Sie beeinflussen unsere mentalen Leistungsfähigkeiten wie Gedächtnisfunktionen und die Möglichkeit, Stress zu regulieren. Ein Ungleichgewicht des Neurotransmitter-Haushaltes kann durch eine ungesunde Ernährung, Alkohol, Giftstoffe wie Nikotin, Schlafmangel und Stress entstehen. Unruhezustände, Motivations- und Lustlosigkeit, Leistungsabfall sowie Aufmerksamkeits- und Konzentrationsstörungen können die Folge sein.

„Schokolade macht glücklich!" Dieser Spruch bringt einen schon zum Schmunzeln, während die Schokolade auf der Zunge zergeht. Gegen einen genussvollen Verzehr von Schokolade oder einem Stück Kuchen ist nichts einzuwenden, aber **übermäßiger Konsum schadet**. Denn dabei werden zwar zunächst (über das von der Bauchspeicheldrüse produzierte Insulin) die Wohlfühlhormone Dopamin und Serotonin produziert, aber das dadurch hervorgerufene Glücksgefühl hält leider nur kurz an – und wir wollen mehr. Ein übermäßiger Konsum von Zucker oder zuckerhaltigen Lebensmitteln und Getränken ist also schädlich, da dann in der Bauchspeicheldrüse vermehrt Insulin produziert und ausgeschüttet wird. Es kommt zu Blutzuckerschwankungen. Sinkt der Insulinspiegel, entsteht ein **Glucosemangel im Hirn**, in der Folge entstehen **Konzentrationsstörungen, Müdigkeit, Stimmungsschwankungen und Kopfschmerzen**. Die **Unterzuckerung** löst **Heißhungerattacken** aus, welche zu weiterem Naschen verleiten. Ein **ungesunder Kreislauf** entsteht.

Wichtig ist zu erwähnen, dass **Zucker nicht gleich Zucker** ist. Wenn wir von schädlichem Zucker sprechen, dann meinen wir Haushalts- oder Industriezucker, auch Saccharose genannt, und nicht gesunden natürlichen Zucker, wie er in Obst, Gemüse sowie in vollwertigen Lebensmitteln vorkommt. Saccharose ist ein Zweifachzucker, d. h., dass er aus zwei Einfachzuckern – Glucose und Fructose – besteht. Fructose wird nicht sofort zur Energiegewinnung genutzt und kann bei einem Überschuss schnell in Fett, welches sich in der Leber ablagert, umgewandelt werden. Die Glucose, welche in Obst oder in vollwertigen Lebensmitteln enthalten ist, tritt hingegen langsam und in Begleitung von Vitaminen, Ballaststoffen und Mineralien in den Körper ein.

Es gibt keine Studien, die belegen, dass Zucker für die Entstehung von ADHS verantwortlich ist. Belegt ist jedoch, dass **ungesunder Zucker die Kernsymptome einer ADHS-Erkrankung wie Unruhe, Impulsivität, Hyperaktivität und Konzentrationsstörungen verstärken** kann. Somit kann man schon davon sprechen, dass Zucker ADHS fördert. Neben dem Verzicht auf zu viel Süßes ist es übrigens auch empfehlenswert, auf versteckten Zucker in Fertiggerichten, Fastfood, Getränken und Alkohol zu achten.

Können Kinder mit ADHS zu Erwachsenen ohne ADHS werden?

Ja, aber selten, denn ADHS verschwindet leider nicht einfach, sobald man erwachsen ist. Die oft verbreitete Ansicht, dass Kinder mit ADHS im Erwachsenenalter aus ihrer Störung herauswachsen, entspricht nicht der Realität. ADHS ist eine neuropsychiatrische Entwicklungsstörung, welche von Geburt an besteht und sich innerhalb der ersten 12 Lebensjahre zeigt. ADHS hat genetische Ursachen, die Symptome wechseln chamäleonartig und sind u. a. abhängig von den verschiedenen Lebensphasen.

Bis zu 80 % der im Kindesalter betroffenen Menschen weisen auch als Erwachsene ADHS-Symptome auf. Ein Drittel von ihnen zeigt dabei das Vollbild der Störung. Wie erwähnt, verändern sich allerdings die Merkmale der Erkrankung und deren Schwere. Mit zunehmendem Alter erhöht sich natürlicherweise z. B. die Aufmerksamkeitsspanne, eine Tatsache, die der Aufmerksamkeitsstörung des ADHS automatisch entgegenwirkt. Vergleichsweise passiert so etwas Ähnliches mit Menschen, die kurzsichtig sind und eine Brille brauchen und deren Kurzsichtigkeit im Alter durch die natürliche Weitsichtigkeit deutlich abgeschwächt wird, sodass sie manchmal gar keine Brille mehr brauchen. Auch können sich bestimmte Symptome im Alter einfach verändern.

Die **Hyperaktivität** z. B. ist eines der vorherrschenden Symptome bei Kindern mit ADHS. Dieses Merkmal entwickelt sich bei Erwachsenen oft zu einer inneren Unruhe und zu Gedankenrasen. Die Betroffenen können sich trotz aller Bemühungen kaum entspannen. Diese innere Spannung führt zudem unweigerlich dazu, sich auf Aufgaben länger zu konzentrieren, und verstärkt dabei die schon bestehende Konzentrationsschwäche. Einige Erwachsene haben bei dieser explosiven Mischung an innerer Unruhe und Konzentrationsverlust gelernt, sich als Kompensationsstrategie zu hyperfokussieren, d. h., dass sie ihr Interesse zwanghaft nur auf vereinzelte Themen lenken. Betroffene wirken sehr rigide, steif und wenig flexibel, was die eigentlichen Symptome des ADHS bis fast zur Unkenntlichkeit in den Hintergrund drängt.

Hingegen bleibt die **Impulsivität** bei Erwachsenen mit ADHS weiterhin ein wichtiger und teilweise auch vorherrschender Aspekt. Dabei sind das verbale und non-verbale Verhalten wie in der Kindheit impulsiv und übergriffig. Auch Entscheidungen werden impulsiv, unmittelbar und aus dem Bauch heraus getroffen. ADHS schränkt deutlich die Kontrollmöglichkeit des verbalen und non-verbalen Verhaltens ein. Das Vermögen, über mögliche Folgen oder Konsequenzen nachzudenken, kann ebenfalls getrübt sein. Nicht selten leiden die Betroffenen unter Stimmungsschwankungen und verstärkten emotionalen Reaktionen. Die herabgesetzte Frustrationstoleranz wirkt sich auf die Stressbewältigung aus. Sichtbar bleibt eine mangelnde Selbstkontrolle, die bei Erwachsenen zu Schwierigkeiten in Beziehungen und im Arbeitsleben führen kann. Auch ein unüberlegtes Kauf- oder Spielverhalten oder die Entstehung einer Suchterkrankung können eine Konsequenz der mangelnden Impulskontrolle sein. Impulsives Verhalten kann zudem zu einer erhöhten Unfall- und/oder Verletzungsgefahr führen. Denken wir beispielsweise an die Risiken im Straßenverkehr oder im Umgang mit Maschinen, welche bei impulsiven Verhalten drastisch steigen. In der Tat sollten Menschen, die sich und andere wiederholt solchen Risiken aussetzen, überlegen, ob sie nicht als Kind ein Zappelphilipp, ein Hans Guckindieluft oder eine Traumsuse waren. Zudem sollten auch Fachleute anderer medizinischer Disziplinen wie Hausärzte, Arbeitsmediziner, Unfallchirurgen oder Notfallmediziner über mögliche Zusammenhänge von sich wiederholenden Traumata und Unfällen mit ADHS informiert sein.

Erwähnt sei an dieser Stelle, dass in der Literatur oft nur das männliche Bild einer Person mit ADHS beschrieben wird. **Erwachsene Frauen** weisen aus biologischen, aber auch sozialen Gründen nicht selten eine **andere ADHS-Symptomatik auf als Männer**. Denn bei Frauen steht oft nicht die Hyperaktivität oder Impulsivität und damit die innere Unruhe oder Gespanntheit im Vordergrund, sondern die **Überempfindlichkeit**. Dies bedeutet z.B., dass sie sehr stark auf Gerüche und Geräusche reagieren. Subjektiv unangenehme Gerüche, Töne oder auch Lichter können eine Reizüberflutung auslösen, die ausgeprägte Unruhezustände und Antriebssteigerungen sowie Stress erzeugen kann, die dann sehr oft als „zickig“ abgetan werden. Tiefere Hintergründe werden nicht selten übersehen.

Insgesamt haben erwachsene Menschen mit ADHS sehr oft **Probleme mit exekutiven Funktionen wie Planung, Organisation und Zeitmanagement**. Sie vergessen oder verschusseln ihre Geldtasche, Schlüssel, Termine, Verabredungen und versinken am Arbeitsplatz oft in einem Chaos aus Notizen und Akten. Ebenso ist das Jonglieren der Verantwortlichkeiten im Privat- und Berufsleben für die Betroffenen oft eine Mammutaufgabe.

Es gibt mehrere Faktoren wie den Schweregrad der Symptome in der Kindheit, genetische, familiäre und soziale Faktoren, das

Vorhandensein von Begleiterkrankungen (Depressionen, Angststörungen, Suchterkrankungen), welche die Wahrscheinlichkeit des Fortbestehens oder des Rückganges der Erkrankung im Erwachsenenalter beeinflussen. Ein Behandlungsbeginn in der Kindheit verbessert sicherlich die Chance, dass der Umgang mit der oft lebenslangen Störung einfacher wird, da so ein Bewusstsein für die Erkrankung entstehen kann und die betroffene Person sich die notwendigen Bewältigungsstrategien aneignen kann.

ZUSAMMENFASSUNG

Insgesamt deuten die Studien darauf hin und die klinische Erfahrung der letzten 30 Jahre bestätigt es: Die ADHS-Symptome bleiben bei vielen Menschen bis ins Erwachsenenalter bestehen, bei einigen verändern sich jedoch im Laufe der Zeit die Schwere der Symptome und die Beeinträchtigungen oder nehmen gar ab. ADHS ist in jedem Alter und für jedes Geschlecht erfolgreich behandelbar. Diese Behandlung ist auch großteils die Voraussetzung dafür, dass psychische sowie körperliche Begleiterkrankungen, aber auch soziale Verhaltensauffälligkeiten genesen. Da es sich bei ADHS um eine komplexe und heterogene Erkrankung handelt, können die Ergebnisse von Person zu Person sehr unterschiedlich ausfallen.

SCREENING-TEST MIT SELBSTBEURTEILUNGS-SKALA

Der vorliegende Fragebogen kann als Anstoß zur Identifizierung von Anzeichen und Symptomen von Erwachsenen-ADHS dienen. Er ersetzt jedoch nicht die Beratung durch einen qualifizierten medizinischen Fachexperten. Eine präzise Diagnose erfordert eine klinische Untersuchung. Für nähere Informationen siehe Seite 225.

Dieser Screening-Test mit Selbstbeurteilungs-Skala für Erwachsene V1.1 (ASRS-V1.1) ist für Personen ab 18 Jahren vorgesehen.

Screening-Test mit Selbstbeurteilungs-Skala für Erwachsene V1.1 (ASRS-V1.1)

von WHO Composite International Diagnostic Interview (Internationale Diagnostische Befragung der Weltgesundheitsorganisation)

Datum

Markieren Sie das Kästchen, das am besten beschreibt, wie Sie sich in den letzten sechs Monaten gefühlt und sich benommen haben. Geben Sie bitte beim nächsten Arzttermin den ausgefüllten Fragebogen der medizinischen Fachkraft, um die Ergebnisse zu besprechen.	niemals	selten	manchmal	oft	sehr oft
1. Wie oft haben Sie Probleme, die letzten Feinheiten der Arbeit zum Abschluss zu bringen, nachdem Sie die wesentlichen Punkte erledigt haben?					
2. Wie oft fällt es Ihnen schwer, Dinge in die Reihe zu bekommen, wenn Sie an einer Aufgabe arbeiten, bei der Organisation gefragt ist?					
3. Wie oft haben Sie Probleme, sich an Termine oder Verabredungen zu erinnern?					
4. Wie oft vermeiden Sie oder verzögern Sie, die Aufgabe zu beginnen, wenn Sie vor einer Aufgabe stehen, bei der sehr viel Denkvermögen gefragt ist?					
5. Wie oft sind Ihre Hände bzw. Füße bei langem Sitzen in Bewegung?					
6. Wie oft fühlen Sie sich übermäßig aktiv und verspüren den Drang, Dinge zu tun, als ob Sie von einem Motor angetrieben würden?					

Zählen Sie die Anzahl der Häkchen zusammen, die im dunklen Bereich erscheinen. Mindestens vier (4) Häkchen deuten darauf hin, dass Ihre Symptome der Erwachsenen-ADHS entsprechen. Es könnte für Sie von Nutzen sein, mit Ihrem Arzt über eine Beurteilung zu sprechen.

ANLAUFSTELLEN

Folgende Schritte können Sie bei Verdacht auf ADHS unternehmen, um nützliche Informationen und Hilfe zu erhalten:

Italien

Vorgehensweise: Der erste Schritt ist, Ihren Hausarzt zu konsultieren, der eine erste Bewertung Ihrer Symptome vornehmen kann. Der Arzt kann Sie dann an einen Spezialisten, wie einen Psychiater oder einen klinischen Psychologen, der auf Aufmerksamkeits- und Hyperaktivitätsstörungen spezialisiert ist, überweisen. Alternativ können Sie sich direkt an ein spezialisiertes ADHS-Zentrum in Ihrem Gesundheitsbezirk wenden, wenn Sie eines in Ihrer Region kennen. Bei dem Spezialisten oder in dem spezialisierten Zentrum können weitere Tests und Bewertungen durchgeführt werden, wie Fragebögen, psychologische Tests und manchmal Beobachtungen des Verhaltens in verschiedenen Kontexten (z.B. in der Schule oder bei der Arbeit).
Anlaufstellen: Es gibt keine spezielle nationale Nummer für ADHS, aber Sie können den regionalen Gesundheitsdienst oder das lokale Gesundheitsamt (ASL) Ihrer Region kontaktieren, um Informationen über die in Ihrer Gegend verfügbaren spezialisierten Zentren zu erhalten. Auch einige nationale Verbände (z.B. die ADHS-Familienvereinigung, AIFA), die sich mit ADHS befassen, können Unterstützung bieten und Sie zu den richtigen Ressourcen leiten.

Österreich, Deutschland und Schweiz

Vorgehensweise: Der erste Schritt ist, Ihren Hausarzt zu konsultieren, der eine erste Bewertung Ihrer Symptome vornehmen kann. Der Arzt kann Sie dann an einen Spezialisten, wie einen Psychiater oder einen klinischen Psychologen, der auf Aufmerksamkeits- und Hyperaktivitätsstörungen spezialisiert ist, überweisen. Alternativ können Sie sich direkt an einen Spezialisten oder eine Fachambulanz an einem psychiatrischen Krankenhaus wenden. Nach der Erstkonsultation kann der Spezialist verschiedene Bewertungen durchführen, einschließlich Gespräche, psychologische Tests und Fragebögen, um festzustellen, ob Ihre Symptome den diagnostischen

Kriterien für ADHS entsprechen. Dieser Prozess kann mehrere Besuche erfordern.
Anlaufstellen: Es gibt keine spezifische nationale Nummer für ADHS in Deutschland, aber Sie können Informationen und Unterstützung von nationalen Organisationen erhalten, die sich mit ADHS befassen. Ihre Krankenkasse kann auch Informationen über Spezialisten und Beratungszentren in Ihrer Gegend bereitstellen.

GLOSSAR

Affektive/emotionale Dysregulation
Affektive Dysregulation beschreibt die Schwierigkeit, Emotionen in Bezug auf den Kontext oder die Situation angemessen zu erkennen und zu regulieren. Dazu können intensive oder übertriebene emotionale Reaktionen auf äußere Reize, Schwierigkeiten bei der Rückkehr zu einem neutralen emotionalen Zustand nach einer emotional intensiven Erfahrung und Probleme bei der Bewältigung von Gefühlen wie Frustration, Ärger, Traurigkeit oder Erregung gehören.
Bei manchen Menschen mit ADHS tritt die affektive Dysregulation zusätzlich zu den bekannteren Schwierigkeiten mit Aufmerksamkeit, Hyperaktivität und Impulsivität auf. Diese Personen können eine erhöhte emotionale Sensibilität aufweisen und Probleme haben, ihre emotionalen Reaktionen angemessen zu regulieren. Dies kann sich in Reizbarkeit, schnellen Stimmungsschwankungen oder Überreaktionen auf stressige oder frustrierende Situationen äußern. Affektive Dysregulation bei ADHS kann sich erheblich auf das tägliche Leben auswirken und soziale Beziehungen, schulische und berufliche Leistungen sowie das emotionale Wohlbefinden beeinträchtigen.

Aufmerksamkeit
Der Begriff „Aufmerksamkeit“ beschreibt die Fähigkeit, sich selektiv auf einen Reiz oder eine Aktivität zu konzentrieren und dabei Ablenkungen zu ignorieren. Aufmerksamkeit ist für das tägliche Funktionieren von grundlegender Bedeutung, da sie es ermöglicht, Informationen effektiv zu verarbeiten und zielgerichtet zu handeln.

Im Zusammenhang mit ADHS spielt die Aufmerksamkeit eine besondere Rolle. ADHS zeichnet sich durch Schwierigkeiten aus, die Aufmerksamkeit bei Aufgaben oder Tätigkeiten aufrechtzuerhalten, die eine längere kognitive Anstrengung erfordern. Menschen mit ADHS lassen sich leicht durch äußere oder innere Reize ablenken und haben Schwierigkeiten, Aufgaben und Aktivitäten zu organisieren. Impulsivität oder Hyperaktivität beeinträchtigen zusätzlich ihre Fähigkeit, sich zu konzentrieren. Aufmerksamkeitsschwierigkeiten bei ADHS sind nicht auf mangelnde Willenskraft oder fehlende Anstrengung zurückzuführen, sondern auf Unterschiede in der neurobiologischen Funktionsweise. Bei Personen mit ADHS können bestimmte Hirnregionen und Neurotransmitter, die für die Regulierung von Aufmerksamkeit und Verhalten entscheidend sind, gestört sein.

Bedingung
Der Begriff „Bedingung" im Zusammenhang mit ADHS kann als neutrale oder weniger stigmatisierende Bezeichnung für die mit ADHS verbundenen Besonderheiten gesehen werden. Wenn wir ADHS als „Bedingung" bezeichnen, erkennen wir an, dass es ein integraler Bestandteil der neurologischen Vielfalt des Einzelnen ist. Dazu gehören sowohl Herausforderungen als auch potenzielle Stärken.
In Abgrenzung dazu legt der Begriff „Störung" den Schwerpunkt stärker auf die klinischen und pathologischen Aspekte von ADHS und somit auf ADHS als Erkrankung. Die Verwendung des Begriffs „Störung" unterstreicht die Notwendigkeit, die mit ADHS verbundenen Probleme anzugehen.
Die Unterscheidung zwischen „Bedingung" und „Störung" ist nicht nur semantisch, sondern spiegelt unterschiedliche Sichtweisen auf ADHS wider und beeinflusst, wie betroffene Menschen behandelt und wahrgenommen werden.

Depression
Eine Depression ist eine Stimmungsstörung, die durch anhaltende Gefühle von Traurigkeit, Hoffnungslosigkeit, Verlust von Interesse oder der Freude an alltäglichen Aktivitäten gekennzeichnet ist. Sie wird von einer Reihe körperlicher und kognitiver Symptome begleitet, zu denen Veränderungen des Appetits oder des Gewichts, Schlafstörungen, Müdigkeit, Konzentrationsschwierigkeiten, Gefühle der Wertlosigkeit oder übermäßige Schuldgefühle sowie Gedanken an Tod oder Selbstmord gehören können. Wichtig ist, dass Depressionen über normale Stimmungsschwankungen und emotionale

Reaktionen auf alltägliche Herausforderungen hinausgehen; es handelt sich um eine ernsthafte Erkrankung, die die Fähigkeit einer Person, im täglichen Leben zu funktionieren, beeinträchtigt.
Im Zusammenhang mit ADHS können Depressionen als Komorbidität auftreten, d. h. eine Person kann gleichzeitig unter ADHS und Depressionen leiden. Die Beziehung zwischen ADHS und Depression ist komplex und kann durch verschiedene Faktoren beeinflusst werden.

Divergentes Denken

Diese Art des Denkens ist sehr frei, offen, unsystematisch und experimentierfreudig. Sie ermöglicht es, verschiedene Möglichkeiten und Alternativen zu erkunden und kreative Lösungen zu finden.
Im Kontext von ADHS hat diese Art zu denken eine besondere Bedeutung. Menschen mit ADHS zeigen häufig eine bemerkenswerte Fähigkeit zum divergenten Denken, da sie oft sehr kreativ, geistig flexibel und innovativ sind. Diese Eigenschaften können als Stärken angesehen werden, insbesondere in Umgebungen, die Innovation und Outside-the-Box-Denken erfordern. Gleichzeitig kann divergentes Denken aber auch Herausforderungen in Bezug auf die Konzentration, Organisation und Erledigung von Aufgaben mit sich bringen. Daher ist es im klinischen und pädagogischen Kontext wichtig, divergente Denkfähigkeiten bei Menschen mit ADHS anzuerkennen und wertzuschätzen und die Betroffenen gleichzeitig in Bereichen zu unterstützen, in denen sie aufgrund dieser Denkweise auf Schwierigkeiten stoßen.

Dysfunktional

Der Begriff „dysfunktional" wird im Zusammenhang mit ADHS verwendet, um Verhaltensweisen, kognitive Prozesse oder Interaktionsmuster zu beschreiben, die nicht effektiv sind oder nicht gut zu den Bedürfnissen oder Erwartungen der Umgebung passen. Wenn es um ADHS geht, bedeutet dysfunktional, dass bestimmte Merkmale oder Verhaltensweisen, die mit der Störung verbunden sind, die Fähigkeit einer Person beeinträchtigen können, in verschiedenen Lebensbereichen wie Schule, Arbeit oder zwischenmenschlichen Beziehungen optimal zu funktionieren. Zum Beispiel kann eine Person mit ADHS Schwierigkeiten haben, die Aufmerksamkeit auf eine Aufgabe zu richten, tägliche Aktivitäten zu organisieren oder Impulse zu kontrollieren, was in bestimmten Situationen zu weniger effektiven oder von der Umwelt erwarteten Ergebnissen führen kann. Es ist wichtig zu beachten, dass das Konzept der Dysfunktionalität relativ ist und je nach Kontext und sozialen oder persönlichen Erwartungen variieren kann.

Exekutive Funktionen
Exekutive Funktionen sind eine Reihe von mentalen Prozessen, die es Menschen ermöglichen, ihr Verhalten und ihre Gedanken zu planen, zu organisieren, zu lenken, zu überprüfen und zu regulieren, um bestimmte Ziele zu erreichen. Zu diesen Funktionen gehören unter anderem Fähigkeiten wie Arbeitsgedächtnis (die Fähigkeit, Informationen kurzfristig im Gedächtnis zu behalten und zu verarbeiten), Inhibition (die Fähigkeit, unerwünschte Reaktionen oder Verhaltensweisen zu unterdrücken), kognitive Flexibilität (die Fähigkeit, sich an Änderungen von Plänen oder Strategien anzupassen), Impulskontrolle, Planung und abstraktes Denken.
Im Zusammenhang mit ADHS spielen die exekutiven Funktionen eine zentrale Rolle. Viele der charakteristischen Aspekte von ADHS, wie Konzentrationsschwierigkeiten, Impulsivität und Schwierigkeiten bei der Organisation und Planung, können als Defizite bei den exekutiven Funktionen verstanden werden. Diese Defizite bei den exekutiven Funktionen können sich erheblich auf das tägliche Leben einer Person mit ADHS auswirken und die Leistungen in der Schule, bei der Arbeit, in zwischenmenschlichen Beziehungen und bei der Bewältigung des Alltags beeinträchtigen. Für Betroffene kann es schwierig sein, Anweisungen zu befolgen, Aufgaben zu erledigen, die Zeit effektiv zu nutzen und sich an neue Kontexte oder Planänderungen anzupassen. Die Behandlung von ADHS umfasst häufig Strategien, die helfen, die exekutiven Funktionen zu steuern und zu verbessern. Dazu können Verhaltenstherapien gehören, die darauf abzielen, Organisations- und Planungsfähigkeiten, Zeitmanagementtechniken und Ansätze zur Verbesserung der Konzentration und zur Verringerung der Impulsivität zu entwickeln. In einigen Fällen können auch Medikamente verschrieben werden, um die Aufmerksamkeit zu verbessern und Hyperaktivität und Impulsivität zu verringern.

Hyperaktivität
Hyperaktivität ist ein Begriff, der ein Maß an körperlicher oder geistiger Aktivität beschreibt, das über dem liegt, was als normal oder durchschnittlich angesehen wird. Im Allgemeinen äußert sie sich in Schwierigkeiten, stillzustehen, in übermäßiger Bewegung oder übermäßigem Reden und

impulsivem Handeln. Hyperaktiven Personen fällt es häufig schwer, sich über einen längeren Zeitraum auf eine Aufgabe zu konzentrieren, sie scheinen ständig in Bewegung zu sein und können sich nicht gut entspannen.
Im Zusammenhang mit ADHS ist Hyperaktivität neben Unaufmerksamkeit und Impulsivität eines der Hauptmerkmale. Sie ist hier nicht einfach eine Frage von übermäßiger Energie oder Verhaltensweisen, sondern hängt damit zusammen, wie das Gehirn Impulse und Aufmerksamkeit steuert. Dieses Verhalten kann zu Herausforderungen im täglichen Leben führen, z.B. zu Problemen in sozialen Beziehungen, zu Schwierigkeiten in der Schule oder am Arbeitsplatz, zu Problemen mit dem Selbstwertgefühl.

Impulsivität
Impulsivität ist die Neigung, schnell auf Impulse zu reagieren, ohne die kurz- oder langfristigen Folgen zu bedenken. Dieses Verhalten kann sich auf unterschiedliche Weise äußern, z.B. durch überstürzte Entscheidungen, Unterbrechung von Gesprächen, Handeln ohne Abwägung der Konsequenzen, Schwierigkeiten zu warten, bis man an der Reihe ist. Impulsivität ist durch einen Mangel an Selbstkontrolle gekennzeichnet, der zu übereilten Entscheidungen und Handlungen führen kann.
Im Zusammenhang mit ADHS ist Impulsivität neben Unaufmerksamkeit und Hyperaktivität eines der drei Hauptmerkmale. Menschen mit ADHS können Schwierigkeiten haben, ihre unmittelbaren Reaktionen zu zügeln, was bedeutet, dass sie häufiger und auffälliger impulsiv handeln als Menschen ohne diese Störung. Diese Impulsivität kann verschiedene Aspekte des Lebens beeinträchtigen, darunter soziale Beziehungen, schulische oder berufliche Leistungen und persönliche Sicherheit.
Die Impulsivität von Menschen mit ADHS ist nicht auf ein mangelndes Verständnis sozialer Regeln oder der Konsequenzen des eigenen Handelns zurückzuführen, sondern auf Schwierigkeiten bei der Selbstkontrolle, die von bestimmten Bereichen des Gehirns gesteuert werden. Dieses Verhalten ist oft unbeabsichtigt und kann sowohl für die Person mit ADHS als auch für ihr Umfeld frustrierend sein.

Internalisierende und externalisierende Störungen
Diese Begriffe werden in der Psychologie und Psychiatrie verwendet, um zwei allgemeine Kategorien von Verhaltens- und emotionalen Reaktionen oder Symptomen zu beschreiben, die auch im Zusammenhang mit ADHS

relevant sein können. Es ist wichtig zu beachten, dass Menschen mit ADHS sowohl internalisierende als auch externalisierende Störungen erleben können. Das Verständnis dieser Kategorien hilft Praktikern, ganzheitliche Behandlungspläne zu entwickeln, die auf alle Schwierigkeiten des Einzelnen eingehen und dadurch das allgemeine Wohlbefinden und das tägliche Funktionieren verbessern.
Internalisierende Störungen sind gekennzeichnet durch Verhaltensweisen und Symptome, die bei der betroffenen Person nach innen gerichtet sind. Typischerweise gehören dazu Angstzustände, Depressionen und sozialer Rückzug. Bei Kindern und Erwachsenen mit ADHS können sich internalisierende Störungen als übermäßige Schüchternheit, Unsicherheit, Gefühle der Traurigkeit oder Schwierigkeiten beim Ausdruck von Emotionen manifestieren. Sie sind nach außen hin nicht immer offensichtlich, da sie den inneren emotionale und psychologische Zustand der Person betreffen. Externalisierende Störungen zeichnen sich durch nach außen gerichtete Verhaltensweisen wie Aggression, Ungehorsam, Hyperaktivität und Impulsivität aus. Bei ADHS dominieren oft externalisierende Symptome wie hyperaktive, impulsive Verhaltensweisen, die leicht zu beobachten sind.

Intervention
Im Zusammenhang mit ADHS bezieht sich der Begriff „Intervention" auf jede Strategie oder Maßnahme, die ergriffen wird, um die Symptome der Störung zu bewältigen oder zu lindern und die Funktionsfähigkeit der Person zu verbessern. Die Interventionen können sehr unterschiedlich sein und sind oft auf die spezifischen Bedürfnisse des Einzelnen zugeschnitten. Das Ziel jeder Intervention bei ADHS ist es, das Wohlbefinden zu fördern, die Lebensqualität zu verbessern und das tägliche Funktionieren des Einzelnen zu optimieren.
Zu möglichen Interventionen bei ADHS gehören z. B. psychoedukative Strategien, der Einsatz von Medikamenten, spezielle pädagogische Maßnahmen für Schüler, die kognitive Verhaltenstherapie sowie Selbsthilfegruppen für Betroffene.

Klinisch
Im Zusammenhang mit ADHS bezieht sich „klinisch" auf alles, was mit der Diagnose, Behandlung und Überwachung der Störung in einem medizinischen oder therapeutischen Umfeld zu tun hat.

Die klinische Diagnose wird von geschultem medizinischen Fachpersonal wie Psychologen oder Psychiatern gestellt.
Die klinische Intervention bezieht sich auf die Behandlungs- und Managementstrategien von ADHS. Dazu können Verhaltenstherapien, pharmakologische Interventionen, psychologische Unterstützung und pädagogische oder umweltbezogene Veränderungen gehören.
Das klinische Monitoring beschreibt die kontinuierliche Bewertung und Überwachung der Symptome und der Wirksamkeit der Behandlung. Dieser klinische Aspekt ist unerlässlich, um Interventionsstrategien an die sich entwickelnden Bedürfnisse der Person mit ADHS anzupassen.

Komorbidität
In Bezug auf ADHS bedeutet Komorbidität, dass bei dem Menschen mit ADHS zusätzlich eine oder mehrere andere Störungen oder Erkrankungen auftreten. Komorbidität ist bei ADHS recht häufig und zu den anderen Störungen können z.B. affektive Störungen wie Depressionen, Angststörungen, Lernstörungen wie Legasthenie, Dyskalkulie, Verhaltensstörungen wie die oppositionelle Trotzstörung, Schlafstörungen gehören. Diese können die Konzentration und das Verhalten der betroffenen Person weiter beeinträchtigen. Das Vorhandensein von komorbiden Erkrankungen kann die Diagnose, Behandlung und Überwachung von ADHS erschweren, da sich die Symptome verschiedener Störungen überlappen oder gegenseitig beeinflussen können. Es ist wichtig, bei der klinischen Bewertung von ADHS auch mögliche andere Erkrankungen zu berücksichtigen, um einen ganzheitlichen und personalisierten Behandlungsansatz zu gewährleisten.

Kompensation
Im Zusammenhang mit ADHS bezieht sich Kompensation auf die Strategien oder Mechanismen, die eine Person entwickelt, um mit den mit der Störung verbundenen Schwierigkeiten umzugehen und ihre Funktion im täglichen Leben zu verbessern. Die Kompensation ist ein wichtiger Aspekt des ADHS-Managements, da sie dem Einzelnen hilft, seine Stärken zu nutzen, die problematischen Auswirkungen der Störung auf sein tägliches Funktionieren zu minimieren und so mehr Autonomie und Erfolg in den verschiedenen Lebensbereichen zu erreichen.
Die Kompensation kann dabei verschiedene Formen annehmen:

Mit kognitiven Strategien kann eine Person mit ADHS sehr detaillierte Methoden der Organisation und Planung entwickeln, um ihren Schwierigkeiten im Zeitmanagement und in der Organisation entgegenzuwirken. Dazu kann sie auch externe Ressourcen wie technische Geräte für Erinnerungen, Organisation oder Zeitmanagement nutzen.
Einige Personen bemühen sich, ihre sozialen Fähigkeiten zu verbessern und in einer angemessenen Art und Weise mit anderen zu interagieren, um die möglichen Auswirkungen von Impulsivität oder Aufmerksamkeitsschwierigkeiten auf zwischenmenschliche Beziehungen zu mildern.
Verhaltensmanagement-Techniken wie Achtsamkeitsübungen oder Entspannungstechniken können ADHS-Personen bei der Bewältigung von Hyperaktivität oder Impulsivität unterstützen.

Manifestation
In unserem Zusammenhang bezieht sich Manifestation auf die spezifische Art und Weise, wie sich ADHS-Symptome bei einer Person ausdrücken oder zeigen. Zu den typischen Manifestationen von ADHS gehören Aufmerksamkeitsschwierigkeiten, Hyperaktivität und Impulsivität.
Es ist wichtig zu beachten, dass die Manifestation von ADHS je nach Alter, Geschlecht und sozialem oder umweltbedingtem Hintergrund variieren kann. Darüber hinaus können sich der Schweregrad und die Art der Symptome im Laufe der Zeit verändern. Das Erkennen und Verstehen dieser Manifestationen ist entscheidend für die effektive Diagnose und Behandlung von ADHS.

Neurodiversität
Erst einmal bedeutet Neurodiversität neurologische Vielfalt und es ist eine Tatsache, dass wir alle unterschiedlich sind. Unter dem Konzept der Neurodiversität versteht man die Haltung, dass neurologische Unterschiede im Gehirn natürliche und normale Variationen innerhalb der menschlichen Bevölkerung sind und keine Defizite oder Störungen darstellen.
Im Zusammenhang mit ADHS bedeutet Neurodiversität, dass diese Störung nicht nur als pathologischer (also krankhafter) Zustand betrachtet wird, sondern als Teil des breiten Spektrums neurologischer Vielfalt (zu dem außerdem u. a. Autismus, Legasthenie und bipolare Störung gehören). Nach dem Ansatz der Neurodiversität haben Menschen mit ADHS zwar eine Art zu denken und die Welt wahrzunehmen, die sich von der neurotypischen Welt unterscheidet. Diese Art ist aber nicht automatisch minderwertig, sondern einfach nur anders.

Dieses Konzept unterstreicht, wie wichtig es ist, integrative Umgebungen und Gesellschaften zu schaffen, die unterschiedliche neurologische Bedürfnisse anerkennen, die Gleichberechtigung fördern und die einzigartigen Beiträge wertschätzen, die neurodiverse Menschen leisten können. In diesem Zusammenhang konzentriert sich die Intervention und Unterstützung für Menschen mit ADHS nicht nur auf die Verringerung von Symptomen oder Schwierigkeiten, sondern auch auf die Stärkung von Stärken und die individuelle Befähigung.

Neurologische Entwicklungsstörung
Bei einer neurologischen Entwicklungsstörung ist die neurologische Funktion während der kindlichen Entwicklung beeinträchtigt. Das kann zu Schwierigkeiten beim Wachstum und bei der Entwicklung des Gehirns führen. ADHS ist eine der häufigsten neurologischen Entwicklungsstörungen und wirkt sich auf mehrere Funktionsbereiche des Gehirns aus, hauptsächlich auf die Aufmerksamkeit, die Impulskontrolle und die motorische Aktivität. Dies führt zu Herausforderungen in der damit verbundenen Gehirnfunktion, die sich auf das Lernen, das Verhalten und die soziale Interaktion auswirken können. ADHS ist damit nicht nur eine Frage des Verhaltens, sondern wurzelt in den neurologischen Unterschieden, die sich darauf auswirken, wie ein Individuum seine Umwelt wahrnimmt, reagiert und sich an sie anpasst.

Neurotransmitter
Neurotransmitter sind chemische Stoffe, die im Gehirn vorkommen und Signale zwischen Neuronen (Nervenzellen) übertragen. Sie beeinflussen eine Vielzahl von Gehirnfunktionen und Verhaltensweisen. Im Zusammenhang mit ADHS spielen Neurotransmitter eine entscheidende Rolle, da man davon ausgeht, dass Veränderungen in ihrer Funktion zu den Symptomen der Störung beitragen.
Zwei Neurotransmitter, die häufig mit ADHS in Verbindung gebracht werden, sind Dopamin und Noradrenalin. Dopamin ist an der Regulierung von Aufmerksamkeit, Motivation und Vergnügen beteiligt. Man geht davon aus, dass bei ADHS eine atypische Funktion des Dopaminhaushalts im Gehirn an den Aufmerksamkeitsschwierigkeiten und der Impulsivität beteiligt sein könnte. Noradrenalin ist ebenfalls wichtig für die Aufmerksamkeit und spielt zudem bei Erregung (Alarmstufe) eine Rolle. Veränderungen des

Noradrenalin-Spiegels können die Fähigkeit beeinträchtigen, konzentriert zu bleiben und angemessen auf Umweltreize zu reagieren.
Medikamentöse Behandlungen für ADHS zielen oft darauf ab, die Aktivität dieser Neurotransmitter zu verändern. So erhöhen z.B. stimulierende Medikamente die Verfügbarkeit von Dopamin (und in einigen Fällen von Noradrenalin) im Gehirn und helfen, die Aufmerksamkeit zu verbessern und Hyperaktivität und Impulsivität zu reduzieren.

Pharmakotherapie/pharmakologisch
Bei ADHS beziehen sich diese Begriffe auf die Verwendung von spezifischen Medikamenten zur Behandlung und Bewältigung der Symptome der Störung.
Die Pharmakotherapie bei ADHS wird im Allgemeinen als Teil eines breiteren Behandlungsansatzes empfohlen, der auch Verhaltenstherapien, Psychoedukation und Umweltmodifikationen umfassen kann. Die Entscheidung, eine medikamentöse Behandlung zu beginnen, hängt von mehreren Faktoren ab – darunter die Schwere der Symptome, das Alter des Patienten und das Vorhandensein von Komorbiditäten – und sollte immer von einem Arzt überwacht werden.

Psychoedukation
Bei ADHS ist Psychoedukation ein Informations- und Bildungsprozess, der darauf abzielt, dem Patienten, den Familienmitgliedern und den Pädagogen ein tiefgreifendes Verständnis von ADHS und seinen Auswirkungen zu vermitteln. Das Ziel der Psychoedukation ist es, das Wissen und Verständnis von ADHS zu fördern und dadurch eine bessere Anpassung und Bewältigung der Störung zu fördern sowie die damit verbundene Stigmatisierung zu reduzieren. Dieser Bildungsprozess unterstützt Menschen mit ADHS und ihr soziales Umfeld dabei, effektive Strategien zur Bewältigung der täglichen Herausforderungen im Zusammenhang mit der Störung zu entwickeln.

Psychopathologie/psychopathologisch
Die Psychopathologie versucht, die Ursachen, die Entwicklung und die Manifestationen psychischer Störungen, einschließlich ADHS, zu verstehen.
Bei ADHS beschreiben diese Begriffe die Untersuchung und Analyse von Verhaltensmustern, Gedanken und Emotionen, die im Vergleich zum Bevölkerungsdurchschnitt als abnormal oder dysfunktional angesehen

werden. Wenn wir sagen, dass ein Aspekt von ADHS „psychopathologisch" ist, beziehen wir uns auf jene Merkmale oder Manifestationen der Störung, die erheblich von der Norm abweichen (z.B. im Vergleich zu dem, was aufgrund des Alters und des Entwicklungsstandes der Person zu erwarten wäre) und in verschiedenen Lebensbereichen erheblichen Stress oder Beeinträchtigungen verursachen.
Wichtig ist, dass der psychopathologische Ansatz nicht darauf abzielt, Menschen mit ADHS zu stigmatisieren, sondern es vielmehr darum geht, Problembereiche zu identifizieren und zu verstehen, um die Betroffenen angemessen unterstützen und ihre Lebensqualität verbessern zu können.

Ressourcen
Bei ADHS beziehen sich Ressourcen auf all jene Faktoren oder Werkzeuge, die verwendet werden können, um das Wohlbefinden und die Funktionsfähigkeit einer betroffenen Person zu unterstützen und zu verbessern.
Diese Ressourcen können unterschiedliche Bereiche umfassen:
Die persönlichen Ressourcen sind die individuellen Fähigkeiten des Individuums, z.B. seine Stärken, Fähigkeiten, Talente, Interessen, die genutzt werden können, um ADHS-bedingte Herausforderungen zu meistern.
Zu den sozialen Ressourcen gehört die Unterstützung von Familie, Freunden, Lehrern oder Kollegen sowie Selbsthilfegruppen oder Online-Communitys, die Verständnis, Akzeptanz und praktische Hilfe bieten können.
Bildungs- und Berufsressourcen umfassen Materialien, Bildungsstrategien, individualisierte Lernpläne oder Arbeitsanpassungen, die das Lernen oder Arbeiten erleichtern und bei der Bewältigung von ADHS-Symptomen helfen.
Therapeutische und medizinische Ressourcen sind der Zugang zu Fachleuten für psychische Gesundheit, medikamentöse Behandlungen, Verhaltenstherapien und psychoedukative Interventionen, die für die Behandlung und das Management von ADHS von entscheidender Bedeutung sind.
Zu den Umweltressourcen zählen z.B. Veränderungen im Wohn- oder Arbeitsumfeld, die dazu beitragen können, Ablenkungen zu reduzieren und die Konzentration zu verbessern.

Selbstwertgefühl
Das Selbstwertgefühl bezieht sich auf das allgemeine Gefühl des Wertes oder der Wertschätzung, das eine Person für sich selbst hat. Es ist die subjektive Wahrnehmung der eigenen Gesamtbewertung als Individuum, die

von verschiedenen Faktoren beeinflusst werden kann, darunter persönliche Erfolge und Misserfolge, die Art und Weise, wie man von anderen behandelt wird und wie man sich mit sozialen Normen oder anderen vergleicht. Ein hohes Selbstwertgefühl geht mit einer positiven Sicht der eigenen Person einher, während ein geringes Selbstwertgefühl zu Gefühlen der Unzulänglichkeit, zu Depressionen und mangelndem Vertrauen in die eigenen Fähigkeiten führen kann.
Bei Menschen mit ADHS kann das Selbstwertgefühl besonders anfällig sein. Betroffene haben oft Probleme mit ihrer Fähigkeit, sich zu konzentrieren, sich zu organisieren, Aufgaben zu erledigen und die Zeit effektiv zu nutzen. Diese Schwierigkeiten können zu wiederholten Misserfolgserlebnissen oder Frustrationen in der Schule, am Arbeitsplatz und im sozialen Umfeld führen, was wiederum das Selbstwertgefühl beeinträchtigen kann. Darüber hinaus kann das Gefühl, von Lehrern, Gleichaltrigen, Kollegen oder Familienmitgliedern missverstanden oder negativ abgestempelt zu werden, das Selbstwertgefühl weiter beeinträchtigen.
Menschen mit ADHS haben daher möglicherweise ständig mit ihrem Selbstwertgefühl zu kämpfen, weil ihre Probleme anhaltend und allgegenwärtig sind. Das Erkennen und Angehen von Problemen mit dem Selbstwertgefühl ist ein wichtiger Bestandteil der Behandlung von ADHS.

Stimmung
Der Begriff „Stimmung“ bezieht sich auf einen anhaltenden emotionalen Zustand, der die allgemeine Wahrnehmung des Lebens einer Person beeinflusst. Im Gegensatz zu Emotionen, die unmittelbare und spezifische Reaktionen auf äußere Reize sind und in der Regel von kurzer Dauer sind, ist die Stimmung diffuser und über einen längeren Zeitraum stabil. Die Stimmungslage kann von Glücksgefühlen, Zufriedenheit und Euphorie bis zu Traurigkeit, Reizbarkeit oder Depression reichen. Stimmungen beeinflussen, wie Menschen Erfahrungen interpretieren, Entscheidungen treffen und mit anderen interagieren.
Viele Menschen mit ADHS erleben größere Stimmungsschwankungen als die Allgemeinbevölkerung, die als Symptome oder Folgen der täglichen Herausforderungen angesehen werden können, denen sich Menschen mit ADHS stellen müssen. Diese Stimmungsschwankungen können eine Quelle zusätzlichen Stresses sein und sich negativ auf Beziehungen, schulische oder berufliche Leistungen und das allgemeine Wohlbefinden auswirken.

Störung
Im Zusammenhang mit ADHS bezieht sich das Wort „Störung“ auf einen Zustand, der durch eine Reihe von psychologischen und Verhaltenssymptomen gekennzeichnet ist, die verschiedene Bereiche des Lebens einer Person erheblich beeinflussen. Dazu gehören die Aufmerksamkeitsschwierigkeiten, Hyperaktivität und Impulsivität.
Bei der Störung handelt es sich nicht nur um ein gelegentliches Verhalten, sondern um eine anhaltende Erkrankung, die sich von der typischen Entwicklung unterscheidet und einen klinischen Ansatz für ihre Diagnose und Behandlung erfordert.

Symptomatisch
Wenn wir sagen, dass ein Verhalten oder Merkmal symptomatisch für ADHS ist (z. B. Impulsivität, Aufmerksamkeitsprobleme, Hyperaktivität), meinen wir, dass es ein typisches Zeichen für die Störung ist. Diese symptomatischen Aspekte sind Indikatoren für ADHS und helfen medizinischem Fachpersonal, die Störung zu diagnostizieren.
Der Begriff „symptomatische Intervention“ bezieht sich auf Behandlungen oder Strategien, die darauf abzielen, ADHS-Symptome zu lindern oder zu bewältigen, dabei aber nicht die zugrunde liegenden Ursachen angeht. So sind z. B. stimulierende Medikamente eine symptomatische Behandlung, da sie helfen, die Konzentration zu verbessern und Hyperaktivität und Impulsivität zu reduzieren, aber sie heilen nicht die Störung selbst.